悩める エンド 難症例

成功する歯内療法

診断のポイントとその対応

著 倉富 覚、

クインテッセンス出版株式会社　2024

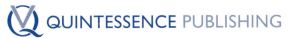

Berlin | Chicago | Tokyo
Barcelona | London | Milan | Paris | Prague | Seoul | Warsaw
Beijing | Istanbul | Sao Paulo | Zagreb

はじめに

　自分なりに最大限の力を注いで歯内療法を行ってもなかなか症状が治まらず，解決策を見出せずに困り果てたという経験を，歯科医師であれば誰もが一度はしていることだろう．患者さんから「一体いつになったら症状が取れるんですか？」と半ばクレーム的に迫られ，「一生懸命やっているのですが……」と謝罪めいた言い訳に終始するという苦い経験を筆者もしたことがある．"ベストを尽くして治療をしている"という言葉に嘘はなく，手技的に問題はないつもりだったが，歯科医師になって間もない頃は自分の手技や知識のすべてが未熟であった．

　しかし，歯科臨床に携わって四半世紀が過ぎた現在では，自分なりの経験学に加えて，歯内療法に関連するインスツルメントや器械の目覚ましい進化・発展により，そのようなシーンが少なくなったように思える．「経験学」という言葉を持ち出した時に，若い歯科医師は失望するかもしれないが，すべて自分で経験することだけが経験学ではない．他人の症例報告や書籍で疑似体験をし，自分の引き出しを増やすことも経験学の範疇に入るだろう．本書はいわゆる難症例に対して，どのような診断と対応を行ったかを示しているが，数々の失敗を重ねて筆者が気づいた自己反省の書といってもよい．

　本書により，読者が歯内療法の難症例に遭遇した際の解決策を見出す一助となれば幸いである．

2024年 9 月

倉富　覚、

推薦のことば

　本書は，若い先生方から，永く歯内治療に携わっておられる先生方に至るまで，幅広く日常の臨床に役立つ内容がまとめられた成書であります．著者が，大学を卒業され7年の勤務医期間と開業されて21年の約30年にわたる，数々の症例の提示と共にそれを通して学ばれた知識や技術，そして師として尊敬がやまない下川公一先生をはじめとした先生方からの教示を織り交ぜ，さらに，これに写真やイラストなどの視覚素材をふんだんに盛り込んで，非常に分かりやすくまとめられています．

　Ⅰ章からⅥ章に分けて構成されていますが，成功例だけではなく，本書でも「失敗を重ねて筆者が気づいた自己反省の書」と述べておられるように，非成功例も数多く掲載され，読者が同じ轍を踏んで，患者さんだけでなく術者への負担がかかることを回避するよう配慮がなされています．エンドの難症例に直面した場合，こうした事例が非常に役立つことと思われます．

　著者には，常に患者さんに対するリスペクトがあり，本書を通して謙虚な姿勢で治療にあたっておられるのが感じられます．患者さんの多くは，なるべく歯の喪失を避け，また侵襲もできるだけ回避したいと思われています．それに応えるために様々に，細やかに努力された軌跡を本書で見て学ぶことができます．これを実践するためには，根気強さに加えて，深い洞察力が必要と思われますが，筆者はこうした姿勢で臨床に向き合っておられます．また，客観的な視点で，非成功例だけでなく成功例についても治療内容を考察しておられるところは，研究者の目線であり，臨床において重要な視座をもって診療に従事されていると確信しております．

　本邦では，人生100年時代に突入し，国民の大部分が自身の歯をできるだけ残して自分の歯で食べたいという希望を持っていますが，この傾向は世界的にも近年顕著になっております．また本邦では，歯内治療症例数は全世代の中で70歳代がもっとも高いです．ご周知のとおり，高齢者の根管治療は狭窄や閉鎖などの障害があって，治療が困難な場合が多く，こうした症例に対処する機会も今後ますます増えることが予想されます．本書には，このような現況，歯の保存を強く希望する患者さんの期待に応えるための術が満載されています．

　最後に，本書を熟読していただき，患者さんと術者がともに「ハッピーエンド」となる歯内治療を目指していただきたい．

2024年9月

九州大学大学院 歯学研究院 口腔機能修復学講座 歯科保存学研究分野

前田英史

Contents

はじめに …………………………………………………………………………………… 3

推薦のことば（前田英史）………………………………………………………………… 5

CHAPTER I　エンドの難症例とは

1. いわゆる難症例とは ………………………………………………………………… 12

2. 思い込みをなくそう！ ……………………………………………………………… 13

3. 理想的な根管拡大とは ……………………………………………………………… 14

CHAPTER II　診断の誤りに起因するもの

1. 診断なくして治療なし ……………………………………………………………… 20

2. 画像診断のポイント ………………………………………………………………… 22
　（１）正常な歯周組織のエックス線画像を知っておく …………………………… 22
　（２）歯内療法の診断を行うための適切なデンタル撮影ができているか？ …… 23

3. 画像診断に注意を要するケース …………………………………………………… 26
　（１）デンタルエックス線画像の微細な異常像を見逃すな！ …………………… 27
　（２）CTを活用しよう ……………………………………………………………… 28
　（３）画像診断に注意を要するケース …………………………………………… 30
　　① 根尖病変が皮質骨に及んでいないケース ………………………………… 30
　　② 上顎洞と根尖が近接しているケース ……………………………………… 32
　　③ 骨隆起が存在するケース …………………………………………………… 34
　　④ エックス線透過像が複数歯（複数根）にまたがって存在するケース …… 35
　　⑤ 疑似根尖病変 ………………………………………………………………… 38
　　⑥ 咬合性外傷をともなうケース ……………………………………………… 40
　　⑦ 骨の解剖学的形態によってエックス線透過像が存在するケース ……… 42

CHAPTER III 根管形態に起因するもの

はじめに ………………………………………………………………………… 46

1．著しい歯根吸収 ………………………………………………………… 47

2．根尖孔が開大しているケース ………………………………………… 55

3．著しい湾曲根管 ………………………………………………………… 57
（1）穿通のポイント ……………………………………………………… 57
（2）ファイルの特性を活かす …………………………………………… 58
（3）穿通後のファイル操作 ……………………………………………… 61

4．石灰化により閉鎖した根管 …………………………………………… 66

5．未処置となりやすい複根管 …………………………………………… 69
（1）上顎大臼歯 …………………………………………………………… 71
（2）下顎前歯／下顎第一小臼歯 ………………………………………… 74

6．イスムス・フィン ……………………………………………………… 79

7．樋状根 …………………………………………………………………… 82

8．根管の合流 ……………………………………………………………… 87

9．根管の分岐 ……………………………………………………………… 93

10．歯内歯 …………………………………………………………………… 97

CHAPTER IV 人為的な要因に起因するもの

はじめに ………………………………………………………………………………… 102

1. 長い根管内ポスト ………………………………………………………………… 102
（1）メタルコア ………………………………………………………………………… 102
（2）ファイバーコア …………………………………………………………………… 104

2. ガッタパーチャポイントの除去 ………………………………………………… 106

3. 破折ファイル ……………………………………………………………………… 107
（1）破折ファイルが根管口部〜根中央部に存在するケース ……………………… 109
（2）破折ファイルが根尖部に存在するケース ……………………………………… 111

4. パーフォレーション ……………………………………………………………… 114
（1）髄室のパーフォレーション ……………………………………………………… 115
（2）根管口直下（髄床底を含む）のパーフォレーション ………………………… 116
（3）歯根中央部のパーフォレーション ……………………………………………… 120
（4）ストリップパーフォレーション ………………………………………………… 122
（5）根尖部のパーフォレーション …………………………………………………… 124

5. レッジ ……………………………………………………………………………… 130

CHAPTER V 病態に起因するもの

はじめに ………………………………………………………………………………… 136

1. 根管治療の適応症でないもの …………………………………………………… 136
（1）歯根破折 …………………………………………………………………………… 138
　① 歯根破折の診断 ……………………………………………………………………… 139
　② 垂直性歯根破折歯への対応 ………………………………………………………… 139
　③ 歯根破折の予防 ……………………………………………………………………… 144
（2）セメント質剥離 …………………………………………………………………… 146

2. 根管治療の適応症と考えられるもの ……………………………………… 148
（1）根尖部フェネストレーション …………………………………………………… 148
（2）エンド・ペリオ病変 ………………………………………………………………… 152
　① デンタルエックス線画像において病変部の透過像が示すもの …………………… 152
　② エンド・ペリオ病変に対する治療 …………………………………………………… 158
　③ エンド病変と抜歯窩治癒不全の合併 ………………………………………………… 158
（3）歯根嚢胞（疑い症例を含む）…………………………………………………… 161
　① 根管からのアプローチ ………………………………………………………………… 163
　② 外科的歯内療法 ………………………………………………………………………… 165
（4）根尖孔外のバイオフィルム …………………………………………………… 178
（5）外部吸収・内部吸収 …………………………………………………………… 181
　① 外部吸収 ………………………………………………………………………………… 181
　② 内部吸収 ………………………………………………………………………………… 184

CHAPTER VI 経過観察の重要性

はじめに ………………………………………………………………………………………… 188

1. 根管充填は歯内療法のゴールではない ………………………………… 189

2. 歯科治療に絶対性はない ……………………………………………………… 190

3. 失敗の原因を考察し，次に活かす ………………………………………… 191

4. 根管治療だけではなく，口腔全体の維持・管理を ………………… 191

おわりに ………………………………………………………………………………………… 192

索引 ……………………………………………………………………………………………… 193

CHAPTER

I

エンドの難症例とは

1. いわゆる難症例とは

　原則的に感染根管処置では，根管内起炎因子の除去を図ることができれば，生体の治癒機転が働き炎症は改善される（図1）．しかしながら，通法の治療を行っても症状が改善しないことも決して珍しいことではない．同じコンセプトのもと，同じ術式で行っているにもかかわらず，反応に大きな違いがあることが歯内療法の興味深い点であるが，逆にそのことが大いに頭を悩ませることになる．

　また，さまざまな理由によって理想とする治療を行うことができない場合があり，そのようなケースでも芳しくない経過をたどることが多い．本書ではそれらをエンド難症例として取り扱っていきたい．

　難症例の原因を筆者なりに分類したものを図2に示す．

▶感染根管治療17年経過のケース

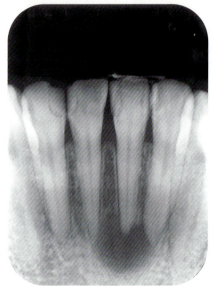
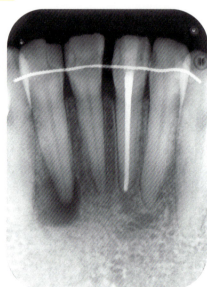
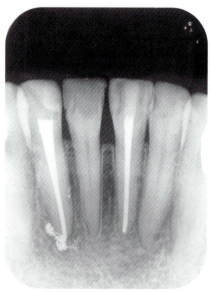

図1a　初診時（2007年10月25日）．|1 に根尖病変を認め，起炎因子の徹底除去を図った．

図1b　初診より9年（2016年7月25日）．|1 の根尖病変は消失している．2| も失活し，同様の処置を行った．

図1c　初診より17年（2024年5月17日）．2|1 はともに生体の治癒力によって安定した状態となっている．

▶エンド難症例の原因

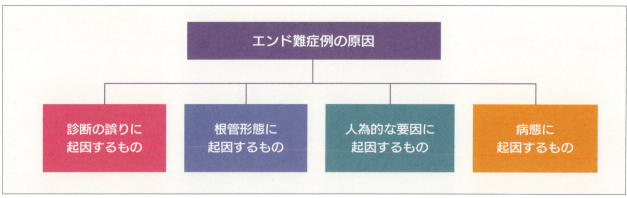

図2　筆者が考えるエンド難症例の原因．

2. 思い込みをなくそう！

　若い歯科医師は経験不足により，逆にベテランの先生はその経験則にとらわれることよって，さまざまな思い込みをしてしまいがちである．歯内療法の適応症ではないケースに対して根管治療のみで治せるという思い込みや，自分の手技で根管を完璧に清掃できているという思い込みなど，臨床にはさまざまな「思い込み」という落とし穴がある．かくいう筆者も，過去に思い込みによって自身で難症例にしてしまったケースも多く，いまだにミスを犯すこともある．自戒の念を込めて言わせていただくが，"<u>難症例にぶつかったときには，いったん立ち止まって今一度自身の診断やコンセプト，そして手技を見直してみる</u>"ことが重要である．

　ミクロ的に見ていたものをマクロ的に，その逆もしかりで視点を変えてみると今まで気づいていなかった盲点が見えてくることも多い．治療を成功に導くことはもちろん重要なことであるが，それ以上に大事なことはたとえ結果が芳しくなくとも，なぜうまくいかなかったのかを考察することであり，この繰り返しが歯内療法上達の早道となる．そのような意味で難症例に粘り強く取り組むことは，必ず臨床家の実力を上げてくれる．不思議なもので，自身の実力が上がるにつれ，それを上回るような新たな難症例に遭遇する気がする．

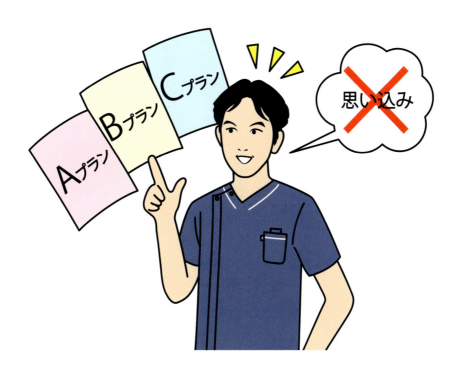

3. 理想的な根管拡大とは

　まず，筆者が通常行っている感染根管処置における根管拡大の概念について述べておきたい．感染根管では，炎症性歯根吸収により根管最狭窄部（いわゆる生理学的根尖孔）は存在しないことが多い（図3）．根尖病変を有する歯の病理組織標本を調査したところ，約80％に歯根吸収を認めたというNairらの報告[1]はよく知られるところである．このことが生活歯に代表される非感染根管との大きな違いであり，感染根管処置と抜髄処置ではおのずと垂直的な根管拡大の概念が変わってくる．

　抜髄処置においては，根尖孔を破壊しないことと根尖歯周組織に傷害を与えないことを第一義に考え，根管最狭窄部にアピカルストップを形成する．一度でもファイルで根尖孔を穿通させてしまうと根尖歯周組織に傷害を与え，咬合痛が消失しないことにつながるおそれがあるため，絶対に根管最狭窄部を超えないように細心の注意を払っている．デンタルエックス線画像では解剖学的根尖孔より0.5～1.0mmアンダーの根管充填像となるのが理想である（図4）．高齢者ではさらにアンダーの位置でも差し支えないだろう．それに対して感染根管においては，すでに根尖最狭窄部は歯根吸収によって失われており，根尖孔を破壊しないように注意を払う必要がない．というよりもむしろ，抜髄処置と同じようにアンダー拡大・根充を行ってしまうと起炎因子を取り残す可能性がある（図5）．

　教科書的には「**感染根管処置においても**根管最狭窄部であるセメント－象牙境（生理学的根尖孔）にアピカルシートを定めるのが一般的である」といまだに記載されているが，前述したとおり最狭窄部は失われているのである．国家試験では上記に沿った解答でなければ不正解になるためであろうが，学生時代に叩き込まれるこの誤った定義こそが，臨床現場の混乱を招く元凶ではないかと感じる．

▶失活歯（感染根管）の病理組織像

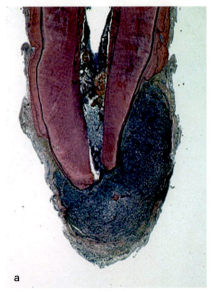 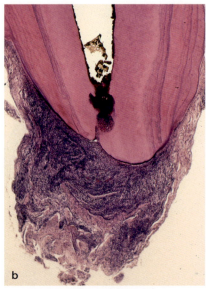 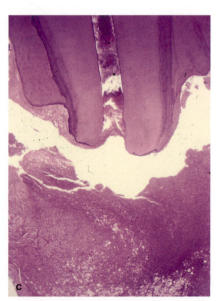

a　　　　　　　　　　　　　　　b　　　　　　　　　　　　　　　c

図3 a～c　根尖病変が存在する歯では炎症性歯根吸収を認め，根管最狭窄部が失われているケースが多い．これはアピカルストップをデンタルエックス線画像で0.5～1mmアンダーの位置に設定しなければならない根拠の大前提が崩れていることを意味する［下川公一（監著），倉富覚（著）．長期経過症例から紐解く根尖病変と骨縁下欠損　その傾向と対策．東京：クインテッセンス出版，2021；76, 84, 107より引用］．

CHAPTER I　エンドの難症例とは

▶非感染根管（抜髄処置）のケース

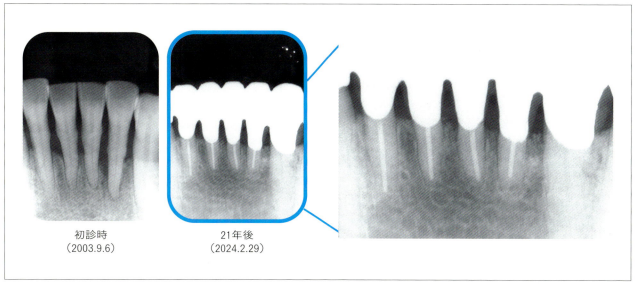

図4　下顎4前歯に抜髄処置を行った．根管最狭窄部を破壊しないことを第一義に考え，同部位にアピカルストップを設定している．約20年後の現在も良好な状態を維持している．

▶生活歯から感染根管となったときの根尖部の変化のイメージ

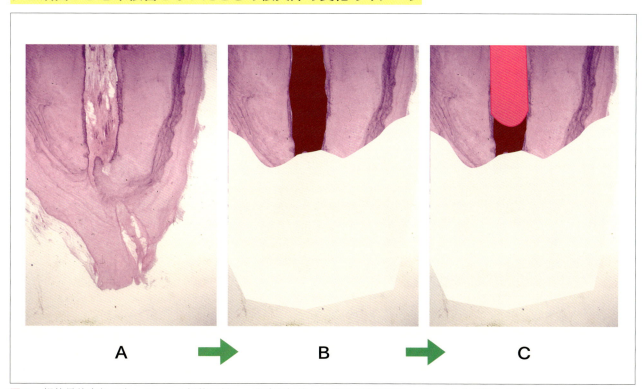

図5　根管最狭窄部が失われている根管に対し，非感染根管と同様に垂直的にアンダーとなる位置にアピカルストップを設定すると，起炎因子を取り残してしまう［下川公一（監著），倉富覚、（著）．長期経過症例から紐解く根尖病変と骨縁下欠損　その傾向と対策．東京：クインテッセンス出版，2021；71より引用］．

15

▶感染根管治療19年経過のケース

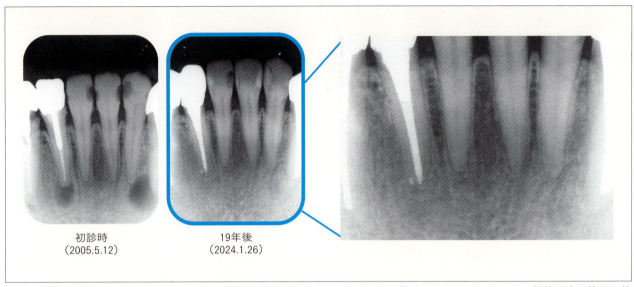

図6　2|3に根尖病変が認められたケース．根充時のガッタパーチャポイントは根尖にjustとなっている．根管は底が抜けた筒状になっているため，シーラーの溢出が若干認められるが歯根膜腔は薄く均等な幅となっている．

▶Nairらの報告

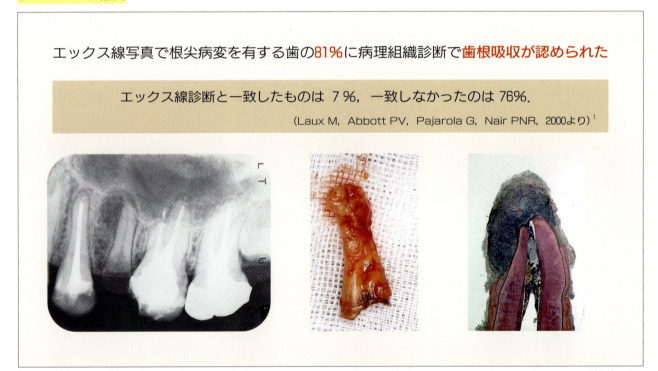

図7　根尖病変を認める|5の歯根吸収の有無をデンタルエックス線画像では判断することはできない．抜歯後の病理組織標本では根管最狭窄部が失われていることがわかる［下川公一（監著），倉富覚、（著）．長期経過症例から紐解く根尖病変と骨縁下欠損　その傾向と対策．東京：クインテッセンス出版，2021；43より引用］．

　起炎因子を徹底的に除去するためには歯根膜と触れる位置（電気的根管長測定器ではAPEXを指す位置）までファイルを挿入し，根管拡大後に緊密な根管充填を行う必要がある．デンタルエックス線写真では根尖にjustの根管充填像となっていることが理想である（図6）．くどいようであるが，根尖孔を"壊している"わけではなく，はじめから"壊れている"のである．意図的にガッタパーチャポイントを

根尖孔外に突出させるつもりは毛頭ないが，もともと底が抜けた筒の状態であるため，多少のシーラーの逸出はやむを得ないと考えている．オーバー根充を恐れることよりもしっかりと根尖部まで拡大を行い，緊密に根管を封鎖することのほうを重要視している．なお，前述したNairらの文献[1]によれば，炎症性歯根吸収の有無がデンタルエックス線診断と一致したものはわずか7％であったと報告されている．つまり，よほど著しい歯根吸収がある場合を除いて，デンタルエックス線画像では歯根吸収していないように見えても，そのほとんどが吸収していることを示唆している(図7)．

一方で，手指感覚により得られるファイルの抵抗感によって根管最狭窄部が存在するか否かを判断できるとする意見もあるが，最初に挿入したファイルのサイズと根管径によって抵抗感はいくらでも変わってしまうため，この点においては手指感覚をあてにしていない．したがって，画像診断や手指感覚を根拠に根尖最狭窄部が残存していると予想し，アンダーの位置で根管拡大を終えてしまうことはエラーにつながる可能性がある．根尖病変があればすべて歯根吸収をしているという前提に立って上記の術式を採用したほうが，さまざまな根尖の状態を呈する感染根管をより広くカバーできると考える．

以上が筆者の理想とする垂直的な根管拡大・根管充填である．教科書的に推奨されている術式とは異なるが，この理想型にもっていくことが予知性の高い感染根管処置を実現するための大前提だと考える．

参考文献
1. Laux M, Abbott PV, Pajarola G, Nair PNR. Apical inflammatory root resorption : a correlative radiographic and histological assessment. Int Endod J. 2000 ; 33(6) : 483-93.

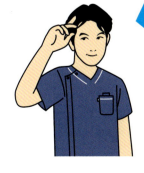

POINT!

抜髄などの非感染根管の処置では，生理学的根尖孔を絶対に壊さないことを第一として拡大を行うこと．感染根管処置では，生理学的根尖孔がすでに壊れていることを前提に歯根膜と接する位置までしっかりと拡大を行うこと．抜髄処置と同じアピカルシートの位置では起炎因子を取り残してしまう．

CHAPTER

II

診断の誤りに起因するもの

1. 診断なくして治療なし

　これはわが師・下川公一先生がつねづねおっしゃっていた名言である．歯内療法にかかわらず，すべての医療行為の背景には確固たる理由が存在しなければならない．それこそが"診断"であり，いい加減な診断のもとに行われる治療は単なる傷害行為であり，医療行為と呼べるものではない．感染根管処置において難症例となる大きな要因の1つに"診断の誤り"がある．誤った診断を正しいと思い込み，無駄な時間と労力を費やした挙句，患者さんからの信頼をなくすことだけは避けたいところである．診断を確定するための情報収集である診査項目は，基本的にどれ一つとして欠かせない事項である（図1）．

　たとえば，患者さんが「痛み」を主訴で来院された場合，自発痛・咬合痛・根尖部圧痛なのか，持続痛・間欠痛なのか，また痛みのレベルはどれくらいなのかなど，「痛み」の種類にはさまざまな違いがある．患者さんは一律に「痛い」という表現を使うが，各診

▶歯内療法の診査項目

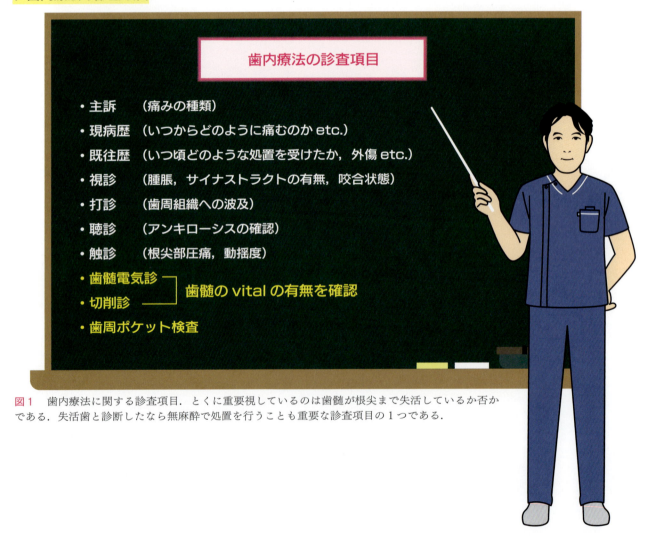

図1　歯内療法に関する診査項目．とくに重要視しているのは歯髄が根尖まで失活しているか否かである．失活歯と診断したなら無麻酔で処置を行うことも重要な診査項目の1つである．

▶電気歯髄診断器

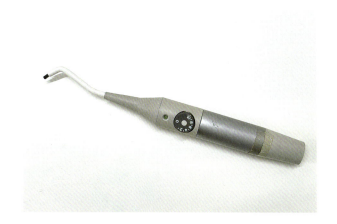

図2　筆者が使用している電気歯髄診断器：デントテスター（モリタ）．簡便に歯髄診を行うことができる．電導性ペーストとして歯磨材を用いている．

査の結果から「痛み」の原因となっているそれぞれの病態像を読み取り，総合的に診断を下すことになる．臨床経験を積むにつれ画像診断だけで安易に診断名を決定し，基本的な診査を怠るようになりがちであるが，そのようなときにこそ闇が潜んでいる．逆にエックス線画像を診る前に，臨床症状と診査の結果から画像診断のイメージを予測することが診断力の向上につながると考える．

　前述したとおり，垂直的な根管拡大の概念は抜髄処置と感染根管処置では術式が異なるため，歯髄のvitalityは根管にファイルを挿入する前にその診断を確定しておきたい重要な項目である．しかし，歯内療法においては画像診断と臨床症状だけでは判断がつかないケースも多々あり，その場合には歯髄電気診を使用する（図2）．歯髄電気診は初期の根尖性歯周組織炎とパラファンクションによる咬合性外傷の鑑別診断などの際にも有用である．複根管歯では根管ごとに状態が違うこと（たとえば近心頰側根歯髄にのみ生活反応があり，残りは失活しているという具合に）もあり，そのようなケースでは歯髄電気診で逆の結果が出てしまうことがあるので注意を要する[1]．

　複根管歯においては，1歯単位で診断するのではなく，1根管単位で診断を行わなければならないが，その際に知覚が存在する根管があるか，知覚があった場合には根管のどの付近か（根管口あるいは根尖部）などの診断が非常に重要となり，その結果によって根管ごとに術式を変える必要がある．画像診断からは判断できない根管内の状態を探ることは，重要な診断の1つであり，感染根管処置で浸潤麻酔を使用すると，その貴重な情報が得られなくなってしまう．したがって，失活歯と判断したら原則的に浸潤麻酔を使用しないことが肝要であり，無麻酔下でバーが髄腔に到達することで確定診断となる．

　また，歯根破折やセメント質剝離の可能性を探るため，歯内療法を行う歯においても患歯周囲の歯周ポケット検査は必須である．いずれにしても，五感を総動員してあらゆる状態を想定し，複数の可能性を模索しつつ慎重に診査を行う必要がある．

2. 画像診断のポイント

　診査のなかでもとくに多くの情報を与えてくれるのがエックス線画像診査である．画像診断の基本はデンタルエックス線画像であり，適切に撮影されたデンタルエックス線画像は情報の宝庫であるが，ただ漫然と撮影を行えば有益な情報が得られるというものではない．いかに多くの情報を引き出し，有効に活用できるかは適切な撮影方法と歯科医師の読影力にかかっている．

（1）正常な歯周組織のエックス線画像を知っておく

　いうまでもなく画像診断とは得られた画像のなかから異常像を見つけ出す作業である．いち早く異常像を察知するためには，まず健康な歯周組織の正常像とはどういったものであるかをしっかりと頭に入れておかなくてはならない（図3）．

　この5項目には画像診断における読影のポイントが凝縮されており，デンタルエックス線画像を見たら必ずこれらの項目をチェックする癖をつけておくことで，読影力が向上することを保証する．これら5項目のなかでもとくに歯内療法に関連する項目は**3**，**4**，**5**の項目であるが，条件によっては根尖病変があるにもかかわらず，エックス線透過像として現れないケースがあるため，根尖部の透過像だけでなく，歯根周囲の硬化性骨炎（不透過像）に着目すると根尖病変の有無を推測しやすい．

▶**健康な歯周組織のエックス線画像**

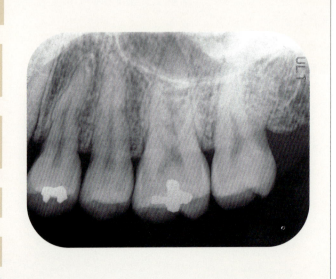

1. 歯根全体が歯槽骨内に植立されている．
2. 鮮明な歯槽頂線と歯槽硬線が直角的に連続して認められる．
3. 鮮明な歯槽硬線と歯根膜腔が薄く均等な幅で認められる．
4. 鮮明かつ明瞭な歯槽骨梁が確認できる．
5. 上顎では上顎洞底線が明確に認められる．

（下川公一先生による）

図3　筆者の師である下川公一先生が提唱された正常像の基準．歯科治療における画像診断の基本がこの5項目に凝縮されている［下川公一（監著），倉富覚、（著）．長期経過症例から紐解く根尖病変と骨縁下欠損　その傾向と対策．東京：クインテッセンス出版，2021；46より引用］．

（2）歯内療法の診断を行うための適切なデンタル撮影ができているか？

　読影の基本となるのは上記5項目であるが，得られた画像に読影すべき線が明瞭に表現されているかどうかが問題となる．デンタルエックス線撮影では，主線の方向によって画像がまったく違ったものになり，同じ日に同じ部位を撮影したとしても，時に根尖部透過像が不鮮明な画像となってしまうことがある（図4）．つまり，撮影の仕方しだいで得られる情報量に大きな差が出てしまうのである．

▶適切な位置づけによる撮影が重要

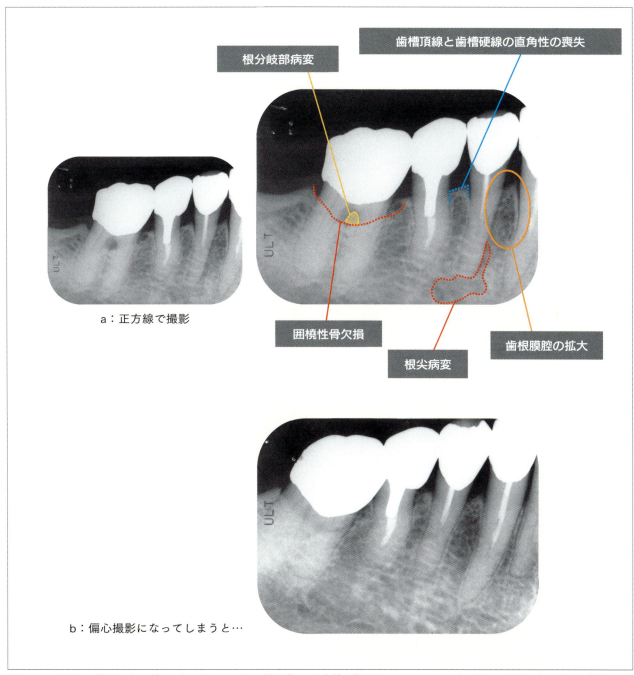

図4 a, b　同日に撮影した2枚のデンタルエックス線画像．正方線で撮影されたaにはさまざまな病態を表す多くの情報が詰まっている．一方，偏心で撮影されたbでは病態を正確に把握することができない画像になってしまっている．

▶ 理想的なエックス線画像

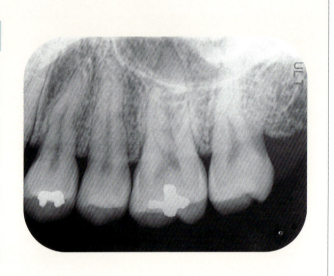

1 被写体がフィルムの中に完全に収まっている．
2 被写体の両隣在歯が完全に写っている．
3 咬合平面がフィルム縁と並行に近い状態にある．
4 被写体が実物大で変形していない．
5 被写体のそれぞれの線が鮮明かつ明瞭である．

（下川公一先生による）

図5　正確な情報を得るためには，フィルムの位置づけと照射方向が重要なポイントである［下川公一（監著），倉富覚、（著）．長期経過症例から紐解く根尖病変と骨縁下欠損　その傾向と対策．東京：クインテッセンス出版，2021；49より引用］．

▶ フィルムの位置づけが不適切なエックス線画像

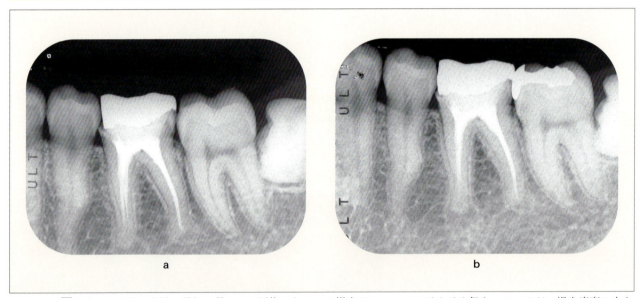

図6 a, b　6 の痛みを主訴に来院．最初に得られた画像である a は根尖がフィルムにギリギリ収まっているが，根尖病変の大きさがわからない．2枚目に撮影した b の位置づけで初めて全容を把握することができる．

　正確な画像診断を行うためには，適切なフィルム（イメージングプレート）の位置づけと照射方向が得られていることが大前提となる（図5）．この条件を満たしていない画像が得られた場合には速やかに再撮影を行い，診断に迷う際には根尖病変や副根管を発見する目的で，時に偏心撮影を行うことも考慮に加えたほうがよい．診断に適さないデンタルエックス線画像を許容してしまうことが，診断ミスへの第一歩を踏み出してしまうことになる．

　エックス線撮影には患者さんに被ばくというデメ

CHAPTER II　診断の誤りに起因するもの

▶画像診断の際に読影すべきポイント

根管治療の既往の有無にかかわらず着眼するポイント
歯根形態・根管の走行
根尖部透過像の有無
根尖部歯根膜腔の拡大(肥厚)
根尖部歯槽硬線の連続性(消失)
根尖病変と根分岐部病変・骨縁下欠損との連続性
硬化性骨炎
根尖病変の境界
根尖部透過像内の不透過像(破折片・セメント質剥離片)
歯根および根尖病変と上顎洞や下歯槽管・オトガイ孔との距離

根管治療の既往なし	根管治療の既往あり
う窩や修復材と歯髄腔との距離	前医の根充の評価
根管の走行(分岐・融合)	未処置根管
	歯根破折
	パーフォレーション・ファイル破折・レッジの有無
	ポストの形状・材質
	残存歯質の量(再補綴が可能であるか)

図7　筆者が考える歯内療法のポイント.根管治療の既往の有無に分けて考える項目もある.

リットを与える代償に,それを大きく上回るメリット(=さまざまな情報が正確に写し出されていること)がなければならないことを肝に銘じておくべきである.時に根尖が写っていないデンタルエックス線画像による歯内療法の症例報告を目にすることがあるが,筆者に言わせれば言語道断である(図6).初診時のデンタルエックス線画像には,その歯科医師の診断に対する姿勢が表されており,歯内療法の総合的な実力を示すバロメーターである.

次に,画像診断の際に読影すべきポイントを列記する(図7).エックス線画像に現れるそれぞれの線に異常がないかを注意深く観察し,線をつないで三次元的な形態をイメージする.とくに再根管治療歯ではガッタパーチャポイントの存在が,読影の障害となることがある.未処置根管の有無や破折ファイル,パーフォレーションの診査とオリジナルの根管形態を予測することも重要である.

3. 画像診断に注意を要するケース

　開業医にとってもっとも致命的な診断の誤りは，痛みの原因歯や原因根を特定し間違えるミスであろう．これらを特定しきれていないまま治療を進めていくと，泥沼にはまってしまう場合がある．
　図8に示すような診断が難しいケースでは，より慎重な読影が求められる．複根管歯では原則的に原因根と考えられる根管から根管拡大を始めるが，すべての根に透過像があるような歯の場合には，根管内を実際に開けてみなければ急性症状の原因根を特定できないこともある．

▶ **画像診断が難しいケース**

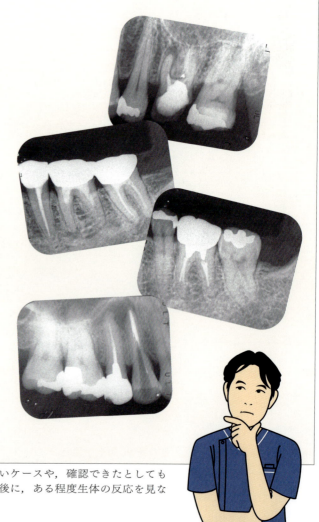

- 歯根膜期～骨内期の根尖病変
- 上顎洞と根尖が近接しているケース
- 骨隆起が存在するケース
- エックス線透過像が複数歯（複数根）にまたがって存在するケース
- 疑似根尖病変
- 咬合性外傷をともなうケース
- 骨の解剖学的形態によってエックス線透過像が存在するケース

図8　デンタルエックス線画像において透過像として現れにくいケースや，確認できたとしても即時に診断を確定しにくいケース．非侵襲的な処置から行った後に，ある程度生体の反応を見なければ診断名を確定できないケースもある．

（1）デンタルエックス線画像の微細な異常像を見逃すな！

　大きな根尖病変であればパノラマエックス線画像でも発見できるが，歯根膜腔の微細な異常像はデンタルエックス線画像でしか確認できない場合も多く，コントラストや黒化度などの条件の違いによって，得られる画像の鮮明度が変化する．そのため，フィルムエックス線写真では適切に撮影・現像された画像であることが前提条件となり，そのような意味では広く普及したデジタルエックス線機器が果たした役割は大きいといえる（筆者は従来のフィルムにこだわり続けているが）．

　とくに歯根膜期〜骨内期の根尖病変では透過像が明瞭でないにもかかわらず，激烈な症状を訴えることがあり，歯根膜腔の微細な異常像を見逃さないようにしなければならない（図9）．デンタルエックス線透過像の大きさと症状の強さは必ずしも比例しているわけではない．

▶歯根膜期〜骨内期の根尖病変

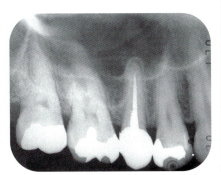

図9a　初診時（2019.2.9）．43歳，女性．「下を向いたら右上が重苦しい」ことを主訴に来院．5|の根尖部にわずかな歯根膜腔の肥厚と打診痛を認めたため，根管治療を開始．

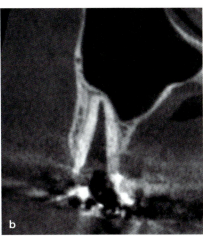

図9b, c　ガッタパーチャポイントを除去後にCTを撮影した（2020.1.11）．5|の歯根膜肥厚像はCT画像だけを見れば見逃してしまうレベルである．

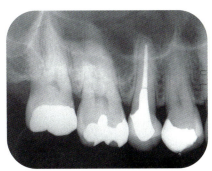

図9d　初診より5年（2024.4.2）．5|の歯根膜腔は薄く均等な幅となり，症状も消失している．

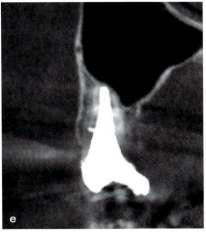
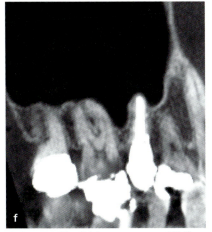

図9e, f　同CT画像（2024.4.2）．5|の歯根膜腔の肥厚像は消失している．透過像が小さいからといって症状が軽いとは限らず，エックス線画像のわずかな異常像を見落とさないように注意しなければならない．

（2）CTを活用しよう

これまで述べたように，デンタルエックス線画像が提供してくれる情報量は膨大であり，その有用性に異論を挟む余地はない．筆者もよりクリアな画像を得ることに心血を注いできた．しかし，どれほど注意深く読影を行ったとしても，デンタルエックス線画像は積算画像で構成されるため，その限界を痛感させられることもある（図10）．そのようなときに歯科用 CBCT が威力を発揮する．

当院に難症例と紹介されて来られる患者さんのなかには，患歯の診断の誤りがみられることが稀にある．CT は一見するだけでどの根に根尖病変が存在するかだけでなく，根管の走行や根管充填の状態などが把握できることが多く，画像診断に革命的な進化をもたらしたといえる（図11）．一方で，CT では

▶デンタルエックス線画像は積算画像

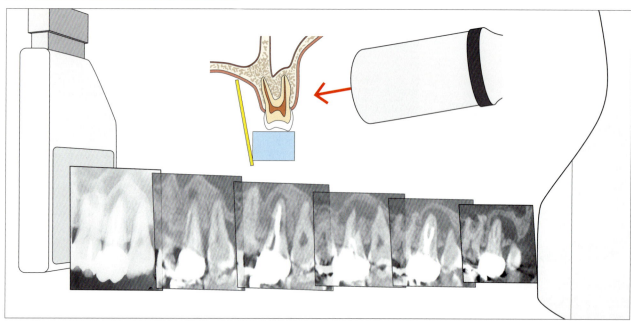

図10　エックス線が通過したものすべての積算がデンタルエックス線画像であり，もっともフィルムに近い舌側（口蓋側）の皮質骨がもっとも鮮明に映し出されると考えてよい．断層で撮影された CT 画像を重ね合わせて見ていると考えれば，読影の難しさを痛感する．

▶CBCTにおける診断項目

・複数根であれば，各根の根尖病変の有無	・パーフォレーションの有無とその三次元的な位置
・根管の有無（副根管や狭窄根管・閉鎖根管）	・上顎であれば上顎洞と根尖の位置関係（歯性上顎洞炎の診断）
・根管分岐・合流の確認	・下顎であれば根尖病変とオトガイ孔や下歯槽管の位置関係
・根尖病変の実際の大きさ	・根尖部フェネストレーションの有無

図11　歯内療法における CT 画像の診断項目．デンタルエックス線画像からは得られない三次元的な診断が可能となる．

CHAPTER II　診断の誤りに起因するもの

▶**断層面を変えてあらゆる角度から精査する**

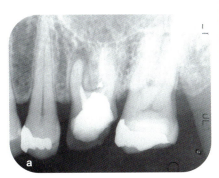
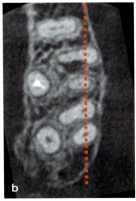
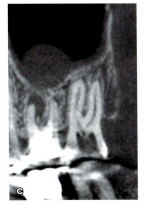
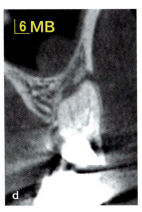
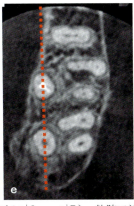
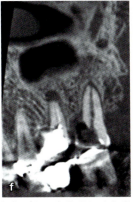
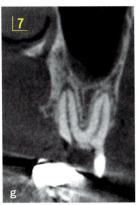

図12a～g　初診時(2020.8.31)．62歳，男性(d：|6，g：|7)．他院で治療中の|6の自発痛と咬合痛を主訴に来院．|6 7の頬側根の断層画像では|6の近心頬側根に透過像を認め，MB 2が存在していることがわかる．つい透過像が大きな|6近心根に注目してしまいがちである．しかし，|6 7の口蓋根に焦点を変えてみたところ，|6 7の双方に透過像を認めた．しかも明らかに|7の打診痛が強かったため|7の治療を先行し，症状が消失した．

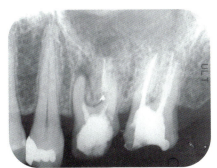
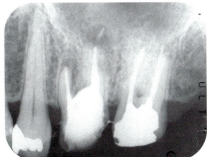
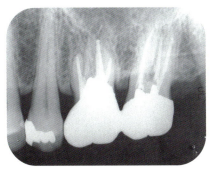

図12h　|7根管充填時(2021.2.9)．|7にもMB 2が存在し，4根管を拡大・根充している．

図12i　|6根管充填時(2021.12.10)．連結冠の暫間被覆冠を装着して|6の根管治療を行った．前医が充填した口蓋根のGPを根尖孔外に押し出してしまうというミスを犯している．

図12j　初診より4年(2024.9.14)．|6 7ともに症状は消失し経過は良好である．幸い|6口蓋根から押し出したGPは問題を起こしていないようであるが，今後も注意深く経過観察を行う必要がある．

術者がターゲットを絞って三次元的にフォーカスを合わせるため，歯列や歯根の位置によっては両隣在歯が1断層面に表されないことが誤診につながることもある（図12）．その点だけは，パノラマエックス線画像やデンタルエックス線画像と比較して，逆に欠点といえる．思い込みによって隣在歯のチェックが疎かになってしまうこともあるため，しっかりと隣在歯の各根尖部を含めた診断を心がけたいものである．

（3）画像診断に注意を要するケース

では，実際にCT撮影が診断に有効となるケースを供覧していきたい．

① 根尖病変が皮質骨に及んでいないケース

「デンタルエックス線フィルムにおける透過像は皮質骨の吸収像」であることをBenderら[2,3]が報告したのは1961年のことであり，筆者も卒直後からこの知識をもっていた（図13）．しかし，そのイメージを臨床症例に重ねることができておらず，CTを導入して初めてそのことを実感できた．つまり，デンタルエックス線画像では，根尖病変が必ずしも透過像として表現されるわけではないということである．とくに臼歯部においては，デンタルエックス線画像で正常に見える失活歯のすべてに根尖病変が存在している可能性があるともいえる（図14）．診断の際には，このことを頭の片隅に置いておかなくてはならない．

▶ **Benderらの報告**

デンタルエックス線フィルムにおける透過像は**皮質骨の吸収像**

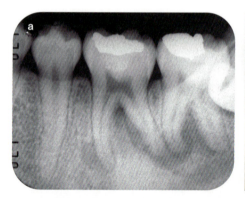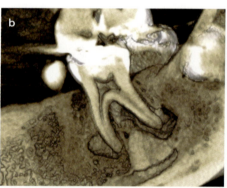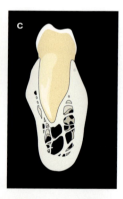

皮質骨のミネラル成分が約7％以上喪失しなければ，デンタルエックス線上で根尖病変を確認できない．

(Bender IB, Seltzer S, 1961より)[2,3]

図13a〜c　われわれが臨床で目にしているデンタルエックス線透過像は，あくまでも皮質骨の吸収像であり，硬組織成分が疎な海綿骨の吸収像は確認できないと考えたほうがよい（c：阿部伸一．上顎骨，下顎骨は構造が違う！　顎咬合誌，2010；30(3)：246より引用改変）．

CHAPTER II 診断の誤りに起因するもの

▶臼歯部におけるエックス線画像の見え方

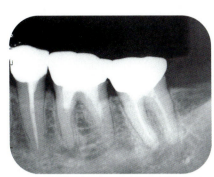

図14a 初診時（2022.10.21）．71歳，女性．左下臼歯部の自発痛を主訴に来院．デンタルエックス線画像では6⌋の近心根に透過像を認めるが，7⌋の根尖部圧痛が明らかに強かった．

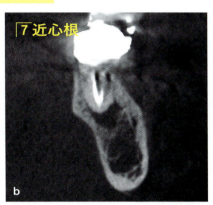
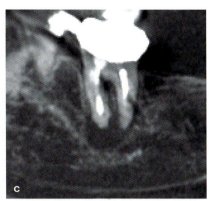

7⌋近心根

図14b, c　CT画像．7⌋の根尖部に明瞭な透過像を認めた．7⌋周囲の皮質骨は吸収されていないため，デンタルエックス線画像で透過像を認識しづらい状態となっている．

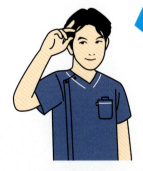

POINT!

　デンタルエックス線画像による診断には限界があり，CTでなければ判明しないことが多くある．それはある意味仕方のないことだが，CTで得られた情報を再度デンタルエックス線画像にフィードバックしてみよう．今後も画像診断の基本であり続けるデンタルエックス線画像の読影力がより向上していくはずである．

② 上顎洞と根尖が近接しているケース

　上顎臼歯の大半は複根管を有しており，ただでさえデンタルエックス線画像の読影が難しい部位であるが，これに上顎洞底線などが重なり，積算画像であるデンタルエックス線画像の読影は困難を極める．また，根尖が上顎洞に近接しているケースでは病変透過像の背景となる硬組織が存在しないため，根尖病変の存在を確認できない場合もある（図15）．このようなケースでもCTによって診断が確定できることが多い．

　図16のケースは他院で抜髄処置を受けたが痛みが止まらず，来院された患者さんである．几帳面な性格の方で，それまでの経緯をメモにしたためて持って来られた．抜髄前のデンタルエックス線画像を確認できないため断定はできないが，はたして抜髄処置は必要だったのか前医の診断には疑問が残る．

　われわれ開業医が急性症状を改善するために用いる手段は，詰まるところ投薬，咬合調整，切開，抜髄，抜歯のいずれかであろう．不可逆的な処置に踏

▶ 根尖が上顎洞に近接しているケース

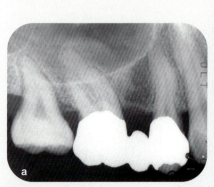
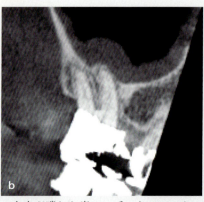
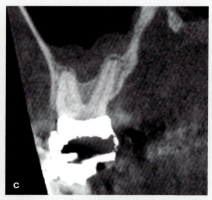

図15a〜c　初診時（2019.5.19）．49歳，女性．右上が噛むと痛い．デンタルエックス線画像では7 6の歯根膜腔の肥厚像と6根尖周囲の薄い不透過像を認めたが，どの歯にも明瞭な根尖部透過像は認められなかった．CTでは6部の上顎洞底粘膜の肥厚像と近心頬側根および口蓋根に透過像を認め，歯髄電気診ではnon vitalだった．

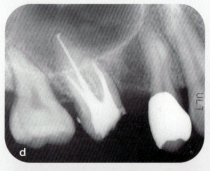
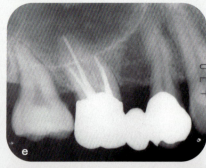
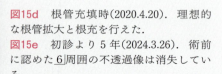

図15d　根管充填時（2020.4.20）．理想的な根管拡大と根充を行えた．
図15e　初診より5年（2024.3.26）．術前に認めた6周囲の不透過像は消失している．

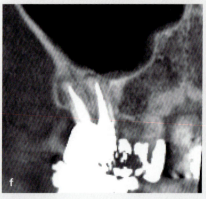
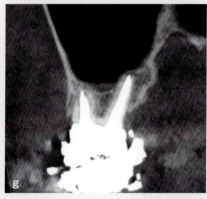

図15f, g　初診より4年（2023.5.16）．CT画像でも歯根膜腔および上顎洞底粘膜の肥厚像は縮小傾向にある．透過像の背景となる骨組織が根尖孔の周囲に存在しないため，透過像として現れなかったと考えられる．

CHAPTER II 診断の誤りに起因するもの

▶他院で抜髄処置を受けたが痛みが止まらないケース

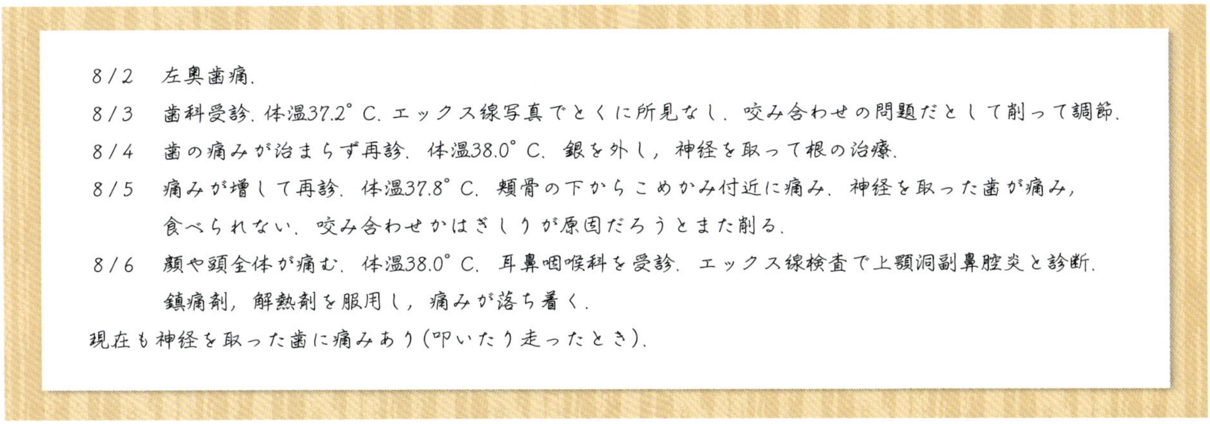

> 8/2 左奥歯痛．
> 8/3 歯科受診．体温37.2℃．エックス線写真でとくに所見なし．咬み合わせの問題だとして削って調節．
> 8/4 歯の痛みが治まらず再診．体温38.0℃．銀を外し、神経を取って根の治療．
> 8/5 痛みが増して再診．体温37.8℃．頰骨の下からこめかみ付近に痛み．神経を取った歯が痛み、食べられない．咬み合わせかはざしりが原因だろうとまた削る．
> 8/6 顔や頭全体が痛む．体温38.0℃．耳鼻咽喉科を受診．エックス線検査で上顎洞副鼻腔炎と診断．鎮痛剤、解熱剤を服用し、痛みが落ち着く．
> 現在も神経を取った歯に痛みあり（叩いたり走ったとき）．

図16a 初診時（2011.8.11）．41歳，女性．手紙の中でピンとくるのは「頬骨の下の痛み」である．上顎洞炎を疑う症状である．歯性の可能性があるなら，失活歯から治療すべきだろう．

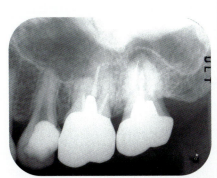

図16b 初診時（2011.8.11）．前医にて抜髄処置を受けた|5の痛みが止まらないとのこと．デンタルでは|7の根尖部に透過像を認めた．

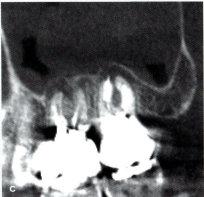

図16c, d 同CT画像（2011.8.11）．|5の残髄炎を疑ったがファイルを挿入しても残髄はなかったため，CTを撮影した．|6 7すべての根に透過像を認め，打診痛と根尖部圧痛から|7の根尖性歯周組織炎に起因する歯性上顎洞炎と診断した．

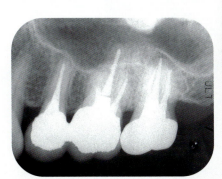

図16e 初診より13年（2024.3.12）．根管内に問題がなかった|5の根管充填を行った後に，|6 7の感染根管処置を行った．

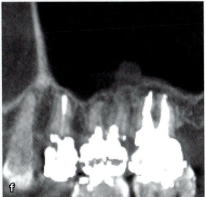

図16f, g CT画像（2023.6.6）．根尖病変はいずれも縮小傾向にあり，上顎洞の含気性は回復している．術前のデンタルエックス線画像では上顎洞の病態を把握できなかったため，術後の評価もCTを用いて行っている．

み込む前にこそ、その根拠となる診断が確立されていなければならず、CT画像によりその根拠を得られることは多い．このようなケースでは、術後の治癒の判定もデンタルエックス線画像だけでなく、必然的にCT画像を併用して判定することになる．

③ 骨隆起が存在するケース

　エックス線透過像の背景となる骨組織が存在しない上顎洞とは反対に，骨組織が厚すぎる場合にも根尖病変がマスクされてしまうことがある．下顎隆起に代表される骨隆起の大部分は皮質骨の塊であり，骨隆起が存在する患者さんにおいてデンタルエックス線画像による診断は要注意である（図17）．

　このことは積算画像であるデンタルエックス線画像の宿命であるが，一般に下顎隆起の存在はクレンチングなどのパラファンクションのサインとされている．診断は骨縁下欠損や咬合性外傷の有無を含めて慎重に行わなければならない．

▶骨隆起が存在するケース

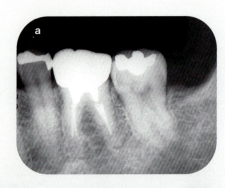

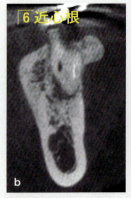
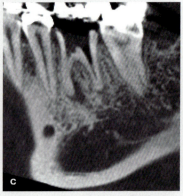

図17a〜d　46歳，女性．6の咬合痛と自発痛を主訴に来院．
図17a　デンタルエックス線画像では根尖部に若干の透過像を認め，根管治療を開始．

図17b〜d　ガッタパーチャポイント除去後にCTを撮影したところ，近心根に明瞭な透過像を認めた．デンタルエックス線画像でもっとも鮮明に映し出される舌側の下顎隆起はほぼ皮質骨の塊であることとエックス線が通過する硬組織が分厚いことにより，透過像がマスクされてしまっている．

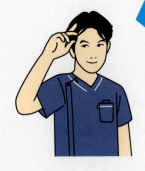

POINT!

　若い頃は骨隆起をあまり気に留めていなかったが，気にして診だすと下顎隆起が存在する患者さんが多いことに驚かされる．同部位に根尖性歯周組織炎が疑われた場合には骨縁下欠損の診査を含め，一度CTで確認したほうがよい．また，治療後は歯根破折防止のためナイトガードの装着を勧めることが多い．

CHAPTER II 診断の誤りに起因するもの

④ エックス線透過像が複数歯（複数根）にまたがって存在するケース

　根尖性歯周組織炎の急性症状を認めるケースにおいては，咬合痛があれば咬合接触を排除し，切開などで減圧を図ることがもっとも効果的な除痛法である．しかし，切開で対応できるのは骨膜下期以降の状態に限られるため，それ以外の場合には速やかに原因歯および原因根の特定を行い，根管内から減圧を図らなければならない．診断の際に頭を悩ますのが，複数歯あるいは複数根にまたがってエックス線透過像を認めるケースである．これらのケースでは画像診断だけで原因歯や原因根を特定することは困難であり，根尖部圧痛やサイナストラクトから挿入したガッタパーチャポイント（以下GP）の到達点で原因根を判断することが多い（図18）．

　しかし，GPが必ずしも原因根の根尖部に到達す

▶サイナストラクトが隣在歯の根尖部に認められたケース

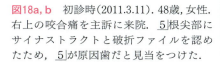
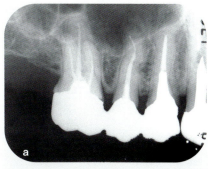
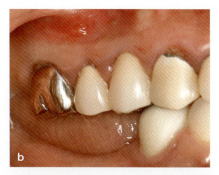

図18a, b　初診時（2011.3.11）．48歳，女性．右上の咬合痛を主訴に来院．5⏌根尖部にサイナストラクトと破折ファイルを認めたため，5⏌が原因歯だと見当をつけた．

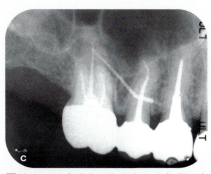
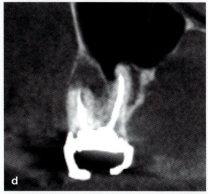
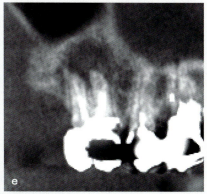

図18c～e　サイナストラクトよりガッタパーチャポイントを挿入してデンタルを撮影したところ，6⏌の根分岐部に到達したためCTを撮影した．近心頬側根に根尖病変を認め根管治療を開始．

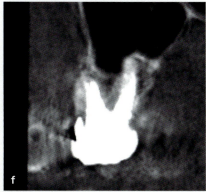
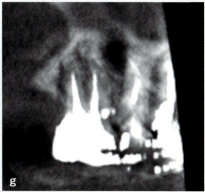
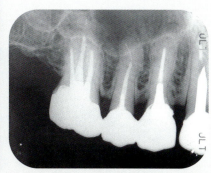

図18f, g　初診より5年（2016.7.15）．この症例も術前のデンタルエックス線画像では病態を把握できなかったため，術後の評価にCTを用いた．骨梁の回復を認める．

図18h　初診より12年（2023.3.14）．サイナストラクトは5⏌に無関係であったため，治療介入していない．

▶根尖部透過像が2歯にまたがっているケース

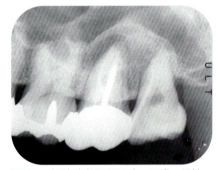
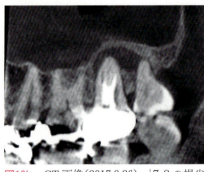
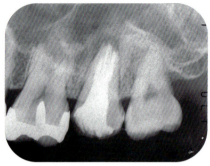

図19a　初診時(2017.8.29). 37歳，男性. |8のサイナストラクトを主訴に来院. サイナストラクトよりガッタパーチャポイントを挿入したところ|8根中央部に到達した.

図19b　CT画像(2017.9.26). |7 8の根尖にまたがる透過像を認めた. |8は歯髄電気診でvital(＋)であったため，|7の根管治療を開始した.

図19c　根管充填時(2018.3.20). 治療開始後すぐに|8部のサイナストラクトは消失した.

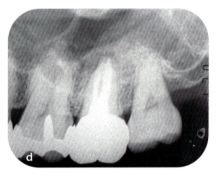
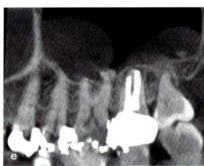

図19d, e　初診より7年(2024.3.22). 現在，経過は良好であるが，結果的に|8は無関係であった. 最後方臼歯でガッタパーチャポイントの挿入方向に規制があったことも影響していると考えられるが，ガッタパーチャポイントが到達した位置が原因歯とは限らないといえる.

るとは限らず，根管未処置歯であれば歯髄電気診を併用して慎重に原因を探っていく必要がある(図19). 疑わしき歯が失活歯であれば，GPの到達した歯に捉われることなく，隣在歯を含めた治療をしておいたほうが無難である. 筆者が診断に迷ったケースを呈示する(図20).

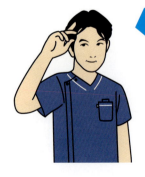

POINT!

サイナストラクトからGPを挿入する際に，瘻管に沿った方向でなければGPが途中で止まってしまうため，止まったら少し戻して角度を変え，無理のない力で入っていく方向を探りながら挿入していく. 瘻管に沿って挿入できているときにはさほど痛みを訴えることはないことも目安になる. 筆者はGCアクセサリーポイントの中サイズを使用している.

CHAPTER II 診断の誤りに起因するもの

▶GPが到達した歯がサイナストラクトの原因歯ではなかったケース

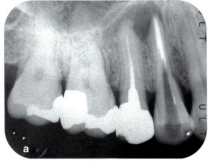
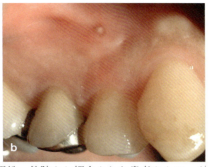
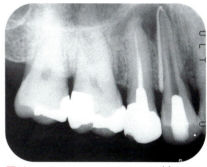

図20a, b 当院初診時(2018.4.12). 48歳，男性．他院から紹介された患者さんで，4┃のサイナストラクトが消失しないことが主訴であった．4┃には水酸化カルシウム製剤が貼薬されており，すでにすばらしい根管治療がなされていた．

図20c サイナストラクトから挿入したガッタパーチャポイントは，4┃の根尖部に到達するも根尖からの排膿はまったくなかった．歯周ポケットは全周正常値であった．

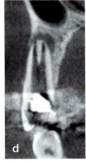
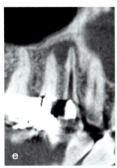
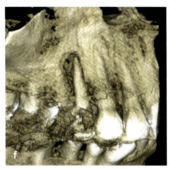
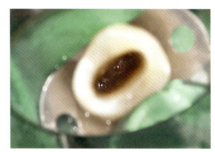

図20d~f CT画像(2018.7.26). 透過像は5 4┃にまたがっており，原因歯は5┃ではないかと疑ったが，医師である患者さんはこちらの診断を受け入れてくれなかった．

図20g 根管は1-1-2の形態であり，イスムスの拡大を行ってサイナストラクトは消失した．

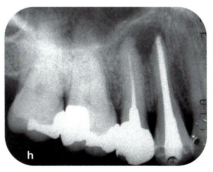
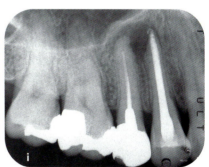

図20h 4┃根管充填時(2018.7.26). 4┃の根管内の起炎因子は除去できたと判断し根管充填を行った．

図20i 根管充填より1年(2019.8.29). 透過像に変化がなく，サイナストラクトが再発．この時点でようやく5┃の治療を受け入れてくれた．

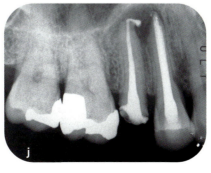
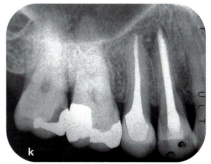

図20j 5┃根管充填時(2019.12.5). 5┃の根管治療を開始した直後にサイナストラクトは消失した．

図20k 根管充填より4年(2024.4.18). 5 4┃の透過像は縮小傾向にあり，サイナストラクトはともに再発していない．結果論からすれば，サイナストラクトの原因歯は5┃だったといえる．

⑤ 疑似根尖病変

　健全歯であるにもかかわらず，隣在歯あるいは隣在根の根尖病変の影響を受け根尖部にあたかも根尖病変様のエックス線透過像を呈することがあり，筆者はこの現象を疑似根尖病変と呼んでいる．前項で示したケースと違い，各根尖部に独立して存在するように見えることもあるため，診断の際に注意が必要である（図21）．

　放射線学的に歯槽硬線と呼ばれる部位には，神経や脈管の通る多数の小孔が貫通している．歯根膜と接する束状骨はハバース管を有する梁柱骨で裏打ちされており，ハバース管内には毛細血管が走行している．また，海綿骨の太い骨梁はハバース管をもった層板骨からなり，骨梁間は骨髄で占められている[4]．このように歯根周囲組織は，高度に発達した血管網を形成している（図22）．あくまでも私見であるが，何らかの理由で隣在歯（根）の歯根膜において，サイトカインおよび破骨細胞が活性化するものと考えられる．教科書でこのような記載を見た記憶はないが，臨床でこの現象を目の当たりにすることは珍しくない．今のところ，どのような機序でこの現象が起こるのかは想像の域を出ないため，研究者による今後の解明に期待したい．

　このようなケースでもエックス線透過像に惑わされることなく，歯髄電気診を併用し無用な抜髄処置を行わないように注意する（図23）．隣在歯にまで現れるこの現象が同一歯の各歯根間にみられたとしても何ら不思議はなく，複根管歯の各根尖部にエックス線透過像を認めたとしても，すべての根が感染根管とは限らないといえる．

▶3 根尖病変様のエックス線透過像

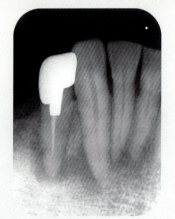 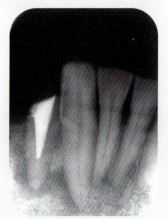 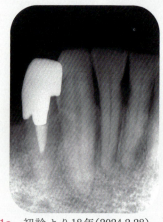

図21a 初診時（2006.9.24）．70歳，男性．4̲3̲の根尖部に透過像を認めたが，3̲は歯髄電気診でvital（＋）を示したため，4̲の根管治療を開始．

図21b 根管充填時（2007.3.23）．4̲は根尖までファイルを穿通することができなかったが，水平的拡大に重点を置き，根管充填を行った．

図21c 初診より18年（2024.2.28）．4̲3̲ともに透過像は消失している．3̲の透過像は4̲の根尖病変に反応した疑似根尖病変であったと考えられる．

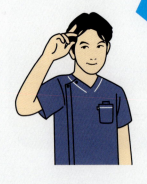

POINT！

　疑似根尖病変の知識が臨床的に大きな意味をもつのは，根尖病変が存在しているのに根尖まで穿通できない場合である．ファイルを通せない根の透過像が同名歯の他の根や隣在歯の影響を受けた疑似根尖病変である可能性を考え，理想的な根管拡大を行える隣の根管のほうから根管拡大を仕上げることによって，すべての透過像が縮小していくことを多く経験する．穿孔するリスクを冒さなくて済むのは大きなメリットである．

CHAPTER II 診断の誤りに起因するもの

▶疑似根尖病変とは

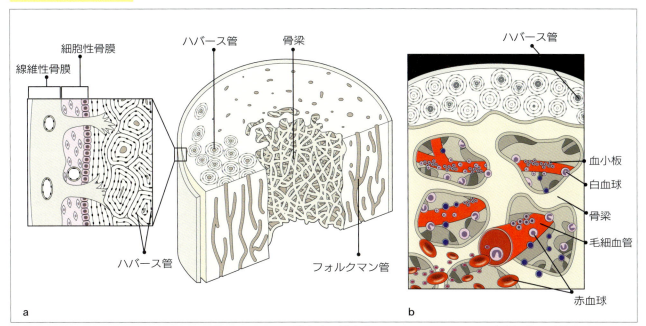

図22a, b　根尖周囲の高度に発達した脈管系を通じて，隣在歯や隣在根のサイトカインおよび破骨細胞が活性化し，あたかも根尖病変のようなエックス線透過像と呈する状態になるのではないかと考えられる（a：Antonio Nanci. Ten Cate's Oral Histology：Development, Structure, and Function. 6 th ed. St. Louis：Mosby, 2003；111，b：井上孝．イラストで見る生体のメカニズム オッセオインテグレーションの概念とは．インプラントジャーナル．2005；22：9 より引用改変）．

▶⏉7 疑似根尖病変のケース

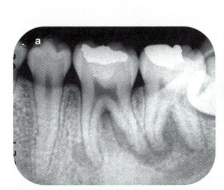 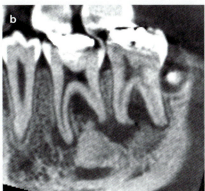 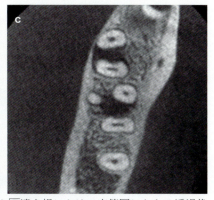

図23a〜c　初診時（2011.9.8）．デンタルおよびCT画像にて，⏉6近心根と根分岐部から⏉7遠心根にかけて広範囲にわたる透過像を認めた．歯髄電気診の結果は⏉6 vital（−），⏉7 vital（＋）であった．

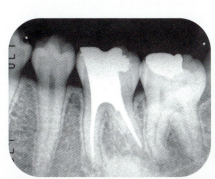 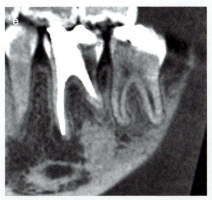 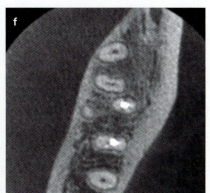

図23d　初診より3年（2014.9.1）．⏉7は疑似根尖病変であると診断し，⏉6のみ根管治療を行った．

図23e, f　根充後約6か月のCT画像（2012.6.6）．⏉6の根尖病変は縮小傾向を示し，⏉7周囲の透過像は消失している．

⑥ 咬合性外傷をともなうケース

　臨床診断において，パラファンクションなどによる咬合性外傷と初期の根尖性歯周組織炎は比較的共通する症状が多く，それらの鑑別診断は慎重に行わなければならない．デンタルエックス線画像において硬化性骨炎の存在は根尖病変の存在を疑わせる特徴的な像の1つであり，臨床実感としてはかなりの確率で根尖病変が存在するように思える（図24）．しかし，硬化性骨炎は海綿骨の炎症像であり歯周疾患や咬合性外傷の際にも認められるため，画像診断だけでなくさまざまな診査を結集して総合的に診断を行う必要がある．

　パラファンクションに関しては本人の自覚がないことも多いため，問診だけでなくファセットやアブフラクション，楔状欠損，骨隆起などパラファンクションや歯列接触癖（Tooth Contacting Habit：TCH）を疑わせる口腔内所見の診査も重要である．とくに患歯が根管未処置歯であれば無用な歯内療法に介入するような診断ミスだけは絶対に避けなければならない．前述した歯髄電気診や切削診などを用いても確定診断が困難な場合には，より可逆的な処置を選択し歯髄の温存に努めたい（図25）．結果的に後手の対応となってしまうこともあるため，患者さんには十分な説明を行っておく必要がある．

▶根尖病変と硬化性骨炎

硬化性骨炎（condensing osteitis）

根尖周囲組織に骨が増殖してエックス線不透過性の領域が出現すること．根管系からの弱い刺激が長期にわたって根尖組織を刺激することによって起こる．

[特定非営利活動法人日本歯科保存学会・一般社団法人日本歯内療法学会（編）．歯内療法学専門用語集 第2版．東京：医歯薬出版，2023；22より引用]

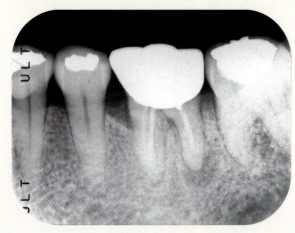 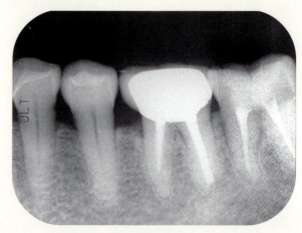

2005.11.24　　　　　　　　　　　　　　　2023.2.16

図24　海綿骨内に存在する根尖病変の周囲には，生体の防御反応と考えられる硬化性骨炎を認めることが多い．18年後のデンタルエックス線画像では，6̄の根尖病変の消失とともに遠心根周囲の硬化性骨炎も改善していることがわかる．

CHAPTER II 診断の誤りに起因するもの

▶咬合性外傷が原因であったケース

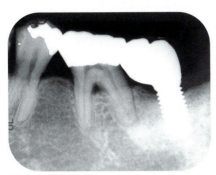

図25a 初診時（2017.3.24）．42歳，女性．遠心根の歯根膜腔の肥厚像と硬化性骨炎を認めたが症状はなく，経過観察とした．

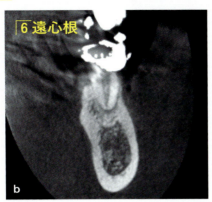

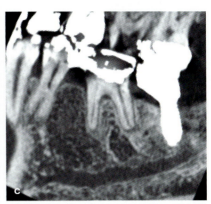

図25b, c 初診より3年後（2020.3.6）．6の咬合痛を主訴に来院．CT画像で遠心根歯根膜腔の肥厚像を確認した．

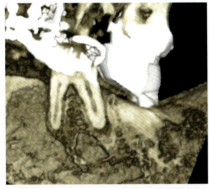

図25d ボリュームレンダリング像から遠心根に根尖病変があると推測した．しかし，無麻酔下で補綴装置を除去している最中に知覚を訴えた．

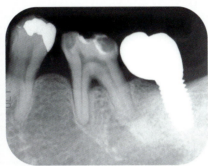

図25e 補綴装置除去時（2020.9.12）．歯髄に近接した覆髄処置がなされており，失活しかけている状態（近心根は生活歯髄，遠心根は失活歯髄）を疑った．ただ，自発痛がなかったため暫間被覆冠を装着し経過観察を行った．

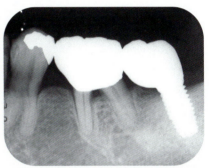

図25f 初診より7年（2024.3.25）．咬合痛と歯根膜腔の肥厚像は消失したため，歯内療法を行わず補綴装置を装着している．一連の異常像と痛みは咬合性外傷によるものであったと推察される．

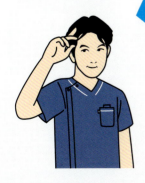

POINT!

　ミスに大きいも小さいもないが，診断の誤りによって不必要な抜髄処置を行うことは，その歯にとって致命的なミスである．抜髄を行ったら破折のリスクが高くなるという論文的なエビデンスはないかもしれないが，歯根破折が圧倒的に失活歯に起こりやすいことを実感してない歯科医師はいないだろう．「歯髄は最良の根管充填材」ということを忘れずに，安易な抜髄処置は避けるべきである．

⑦ 骨の解剖学的形態によってエックス線透過像が存在するケース

解剖学的な骨形態（骨空洞）により，デンタルエックス線画像においてあたかも根尖病変のような透過像を呈することがある．これもデンタルエックス線画像が組織の積算画像であることに起因する（図26）．

感染根管処置を行った歯の経過観察において，症状は消失しているがエックス線透過像が消失しないこともある．そのような場合には一度CTで状態を確認しておくとよい．健全生活歯においても現れるこの類の透過像に対して，再治療の必要がないことを確認できることは，患者さんとの信頼関係の維持だけでなく両者の安心にもつながるだろう（図27）．

▶大きな根尖病変が疑われたケース（他院より紹介）

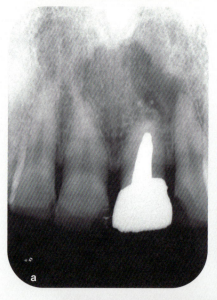
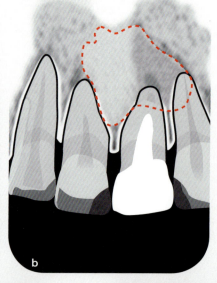

図26a, b　初診時（2018.7.24）．54歳，男性．1の口蓋側にサイナストラクトを認めた．1から2にかけて著明な透過像を認め，透過像の大きさから嚢胞性疾患の可能性も疑った．

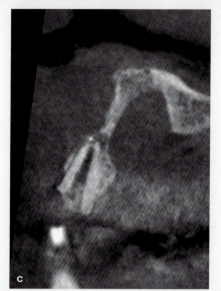
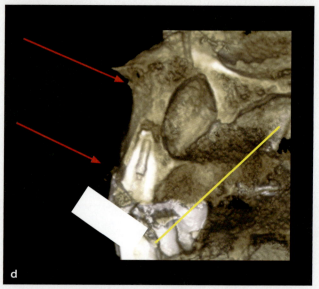

図26c, d　CT画像（2018.10.11）．口蓋に大きな骨空洞があり，デンタルエックス線写真で派手な透過像として写し出されていることがわかった．1の根尖病変は小さいが，骨空洞と交通し口蓋側に排膿してきたものと考えられる．

CHAPTER II 診断の誤りに起因するもの

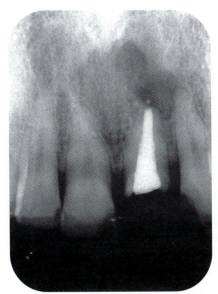
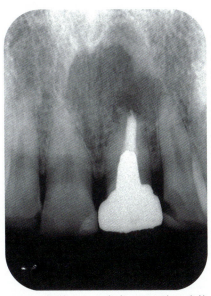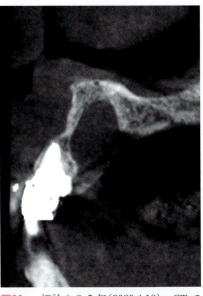

図26e 根管充填時(2018.10.11). 通法に従い1⎿の根管治療を行い, サイナストラクトは消失した

図26f 初診より6年(2024.2.27). 症状はなく安定しているが, 1⎿周囲の透過像はまったく改善されていないように見える.

図26g 初診より5年(2023.4.18). CTでは骨空洞と連絡していた1⎿の根尖病変は消失している. CTがなければ大きな透過像に変化がないことで頭を悩ませたかもしれない.

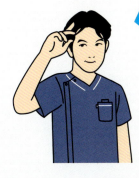

POINT!

　頻度としては少ないかもしれないが, 骨の形態によって透過像ができ, それがちょうど根尖と重なる位置だと根尖病変のように見えてしまい, 治癒の判定に影響を及ぼすことがある. 根管未処置歯の場合はさらに注意を要する. デンタルエックス線画像による診断だけで歯内療法に踏み込まず, CTや歯髄電気診などを併用し, 慎重な診査を行う必要がある.

▶根尖病変は治療しているのに透過像が消失しなかったケース

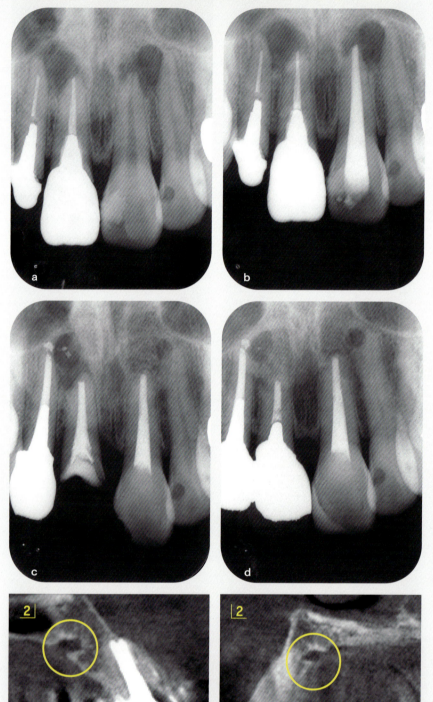

図27a 初診時(2003.3.20). 37歳, 女性. 2|1にまたがるエックス線透過像および|1 2にまたがるエックス線透過像を認め, |1の根管治療を行った.

図27b 根管充填時(2003.4.11). |1に理想的な根管拡大と根管充填を行うことができた.

図27c 初診より8年(2011.10.20). その後, 2|1にも根管治療を行ってメインテナンスをしていたが, 1|が水平的歯冠破折を起こしたため挺出を行った.

図28d 初診より21年(2024.3.23). 自分のなかでは自信のある治療であり症状はまったくなかったが, デンタルエックス線写真では2|2の近心に透過像を認める.

図27e, f 2|2根尖部の口蓋側に左右対称性に骨切痕が存在していることがCTからわかった(2024.3.23). 根尖とは無関係な透過像であったことに胸をなでおろした.

参考文献

1. Lin J, Chandler NP. Electric pulp testing: a review. Int Endod J. 2008 May; 41(5): 365-74.
2. Bender IB, Seltzer S: Roentgenographic and direct observation of experimental lesions in bone: I. J Am Dent Assoc. 1961; 62(2) 152-60.
3. Bender IB, Seltzer S: Roentgenographic and direct observation of experimental lesions in bone: II. J Am Dent Assoc. 1961; 62(6) 708-16.
4. Antonio Nanci. Ten Cate's Oral Histology: Development, Structure, and Function. 6th ed. St. Louis: Mosby, 2003; 111.

CHAPTER

III

根管形態に起因するもの

はじめに

　各個体により根管形態はさまざまなパターンを呈していることは言うまでもないが，なかにはどれだけ頑張っても物理的に根管壁を清掃できない非常に複雑な形態のものがある．そのような根管形態の歯は，誰が処置を行おうと最初から難症例なのであるが，術者によるテクニックの差も出やすい．難症例といわれるものの原因の多くは，図1に挙げるような根管形態に起因するものと考える．この章では形態的に難しい根管に対する考え方と攻略法を呈示してみたい．

▶根管拡大が難しい根管形態

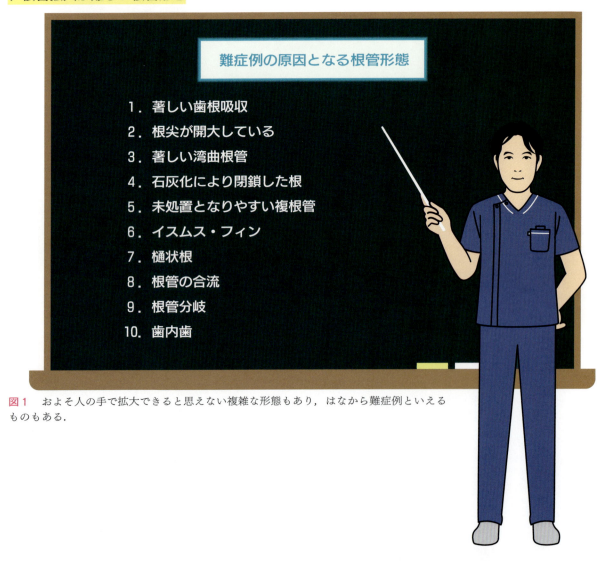

図1　およそ人の手で拡大できると思えない複雑な形態もあり，はなから難症例といえるものもある．

1. 著しい歯根吸収

　根尖病変が長期にわたって存在することにより炎症性歯根吸収が生じ，このことによって感染根管と非感染根管の垂直的拡大の概念に相違が生じることをCHAPTER Iで述べた．しかし，ひとくちに歯根吸収と言ってもその程度には違いがあり，著しい歯根吸収像を呈するケースでは，前述した術式を用いても機械的に起炎因子を除去することが難しい場合がある．

　症状が改善しない場合に筆者が放つ次の一手は，オーバーインスツルメンテーションである．自分なりに最大限の努力を払って治療にあたったにもかかわらず，サイナストラクトが消失せずに困り果てていたケースが図2である．オーバーインスツルメンテーションを行うことによって劇的に症状が改善した．図2の近心頬側根のようにデンタルエックス線画像で明らかな歯根吸収を認めるケースでは，複雑

▶サイナストラクトが消失しなかったケース

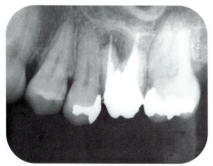 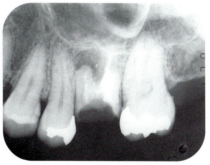 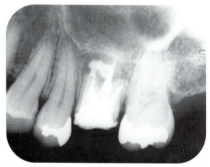

図2a 初診時（2001.7.21）．25歳，女性．6̄のサイナストラクトを主訴に来院．近心頬側根に根尖病変を認めた．根管治療を開始したが途中で来院が途絶えた．

図2b 再初診時．初診より1年7か月（2003.2.20）．急性症状で再来院．1回目の治療でGPは除去できたようだ．

図2c 再初診より1.5か月（2003.4.7）．近心頬側根の歯根吸収が著しく，水酸化カルシウム製剤を貼薬していたが，サイナストラクトが消失しない状態が続いた．

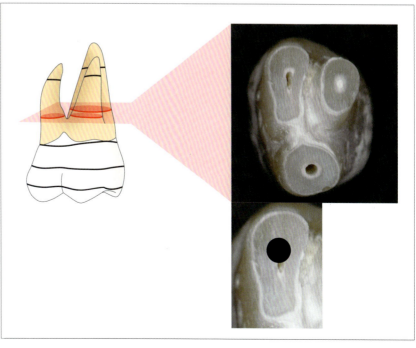

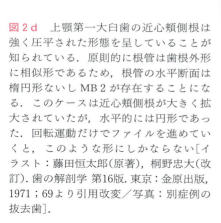

図2d 上顎第一大臼歯の近心頬側根は強く圧平された形態を呈していることが知られている．原則的に根管は歯根外形に相似形であるため，根管の水平断面は楕円形ないしMB2が存在することになる．このケースは近心頬側根が大きく拡大されていたが，水平的には円形であった．回転運動だけでファイルを進めていくと，このような形にしかならない［イラスト：藤田恒太郎（原著），桐野忠大（改訂）．歯の解剖学 第16版．東京：金原出版，1971；69より引用改変／写真：別症例の抜去歯］．

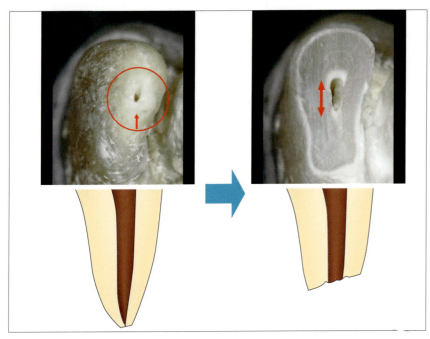

図 2 e　抜去歯の上顎第一大臼歯の近心頬側根の根尖．歯根吸収していない状態では根尖孔は点状に開口しており，最狭窄部までファイルを進めてファイリングをすることで垂直的にも水平的にも十分な根管拡大ができる．しかし，歯根が大きく吸収すると，点状の根尖孔は楕円形を呈するようになり，最狭窄部は存在しなくなる．

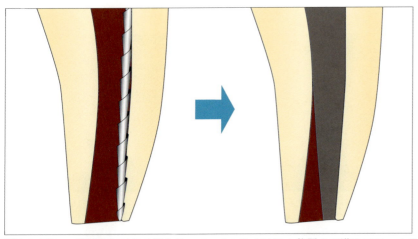

図 2 f　著しい歯根吸収がある場合は，ファイルを APEX の位置まで進めてファイリングをしても斜め上方にかき上げることになるため，根尖孔部に拡大できない部分ができてしまう．

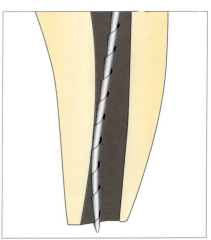

図 2 g　その部分をファイルで清掃し，頬舌的に幅の大きな根尖孔部すべてにファイルを接触させるためには，根尖孔よりわずかにファイルを突き出して，ノコを引くように水平的にファイリングをするしか方法はない．

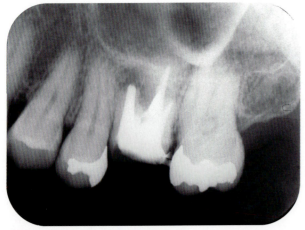

図 2 h　根管充填時（2004.3.16）．オーバーインスツルメンテーションを行い，サイナストラクトは消失した．根管充填時には透過像がすでに縮小し始めている．

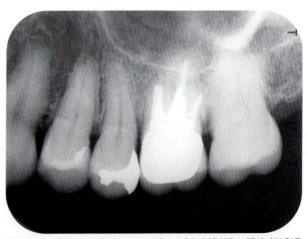

図 2 i　初診より 23 年（2024.2.22）．近心頬側根の根尖部透過像は消失し，セメント質が添加されてきたようにも見える．乱れていた上顎洞底線は明確となっている．

CHAPTER III　根管形態に起因するもの

▶根尖に段差があるようなケースにおける垂直的拡大の概念

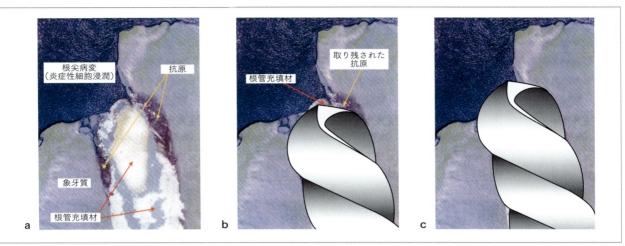

図3a　根尖病変が存在する歯の根尖部の病理組織像．炎症性歯根吸収のために根管最狭窄部は失われ，根尖孔を境にして根管壁に大きな段差ができている．／図3b　ファイルが歯根膜と接するこの位置で根管長測定器はAPEXを示すが，高さのある側の根管壁には起炎因子が残存している状態である．／図3c　APEXを示す位置よりさらにファイルを進めなければ，起炎因子を除去できないことがわかる[a～c：下川公一（監著），倉富覚，（著）．長期経過症例から紐解く根尖病変と骨縁下欠損　その傾向と対策．東京：クインテッセンス出版，2021；89より引用].

▶根尖に段差をともなう歯根吸収を生じているケース

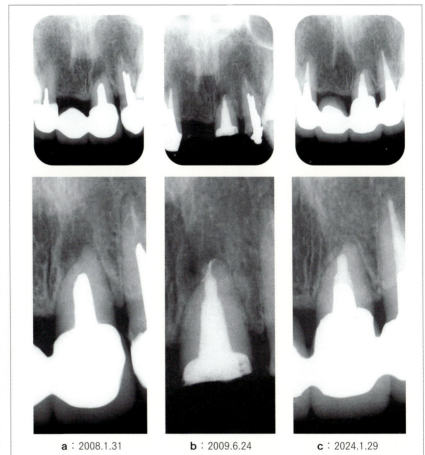

図4a　初診時（2008.1.31）．48歳，女性．症状はまったくなかったが，上顎前歯部の補綴装置の再製にともない，歯内療法を予定した．|1には根尖病変を認め，図3の病理組織像と同様に根尖孔を構成する根管壁の高さに差がある．
図4b　根管充填時（2009.6.24）．APEXを示す位置までファイルを進めたが滲出液が止まらなかったため，オーバーインスツルメンテーションを行った．その結果，滲出液を認めなくなり根管充填へと移行した．
図4c　初診より16年（2024.1.29）．|1の根尖部透過像は消失し，理想的な治癒状態を得られている．

な根尖部形態を呈している場合が多い．
　さまざまな吸収パターンがあるが，ここに代表的な吸収パターンの病理組織像を呈示する（図3）．このように根尖孔を形成する歯質の高さに大きな差がある場合には，電気的根管長測定器でAPEXを示す位置まで拡大する通法の術式を用いたとしても，起炎因子を除去しきれないことがおわかりだろう．あくまでも二次元的な画像の比較ではあるが，図3

49

▶根尖が盃状になっているような吸収像

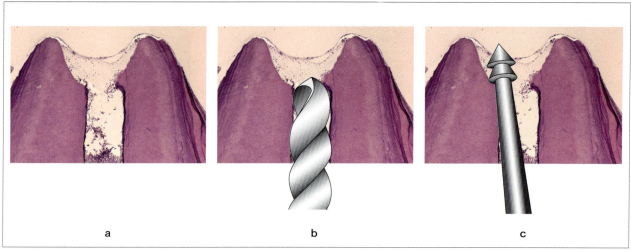

図5a～c 病理組織像．盃状に吸収されている根尖孔は，APEXを示す位置までファイルを進めてもアンダーカット部の起炎因子を除去することはできない．下記に示す器具を用いてオーバーインスツルメンテーションを行うことにより，その部分の起炎因子を除去することができる．

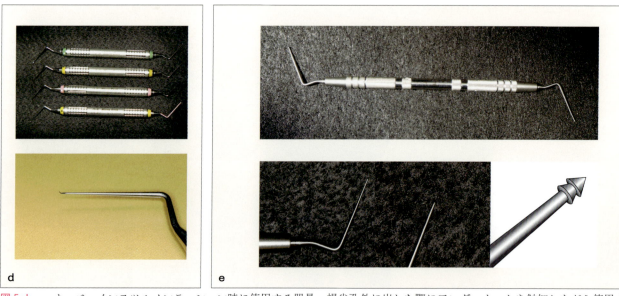

図5d,e オーバーインスツルメンテーション時に使用する器具．根尖孔外に出した際にアンダーカットを触知しながら使用する．d：O・Kマイクロエキスカ（背戸製作所）．e：GPリムーバースピアー（YDM／モリタ）．両頭に0.5Sと0.7Sを装着．

の組織切片像と同じような根尖形態を呈していたケースを供覧する（図4）．ほかにも難症例となりやすい吸収パターンとしては，根尖が盃状になっているような吸収像のものがあり，これも通法の術式では起炎因子を除去できないことが多い（図5）．

同様にオーバーインスツルメンテーションを行い，良好な結果が得られているケースを呈示する（図6）．また，6％の割合で根尖孔外にバイオフィルムが認められたというRicucciらの報告[1]があり，これに対しても通法の根管治療では起炎因子を除去できない．一般的には"やってはいけない"とされているオーバーインスツルメンテーションであるが，通法の術式で症状の改善が認められない場合，すぐに外科的歯内療法に移行するのではなく，根管内からのアプローチの最後の切り札として"やってみる価値は十分にある"というのが筆者の持論である．このオーバーインスツルメンテーションが，いわば起死回生の逆転満塁サヨナラホームランとなり，劇的に

CHAPTER III 根管形態に起因するもの

▶盃状の根尖に対してオーバーインスツルメンテーションを行ったケース

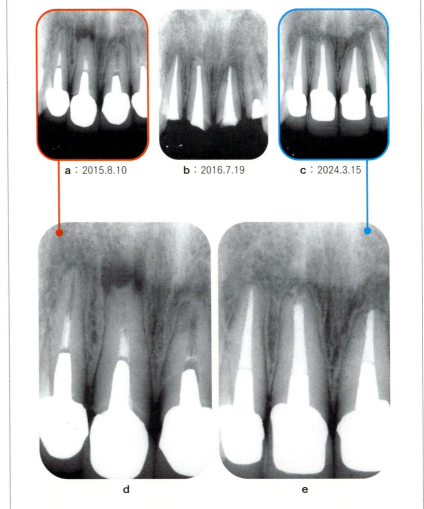

図6a 初診時(2015.8.10). 53歳,女性 上顎4前歯に不良根充がなされている. 1|に透過像を認め根尖部は図5と同様に盃状の歯根吸収を呈している.
図6b 根管充填時(2016.7.19). 通法で滲出液が止まらなかったため,オーバーインスツルメンテーションを行った.
図6c 初診より9年(2024.3.15). 根尖部にセメント質が添加されているかは微妙なところであるが,歯根膜腔は薄く均等な幅に回復し,正常像を呈している.
図6d 初診時の拡大像.
図6e 初診より9年の拡大像.

症状の改善を認めることをたびたび経験している（図7）. しかし,マイクロスコープを用いても見えない根尖孔外をターゲットにした盲目的な作業であるため, CTを用いて根尖孔と下歯槽管やオトガイ孔, 上顎洞底などとの解剖学的位置関係の精査を十分に行っておくことが非常に重要である. それらが近接している場合にはこの術式を採用できない症例もある（図8）.

オーバーインスツルメンテーションに対するさまざまなご批判は甘んじて受けるが, この術式により症状の改善が図れることは筆者の揺るぎないエビデンスである. また, この方法を持ってしても症状が改善しない場合に外科的歯内療法に移行するようにしており, 次の治療ステップに進む際の判断基準となっている.

▶根尖孔外のバイオフィルムが疑われオーバーインスツルメンテーションを行ったケース

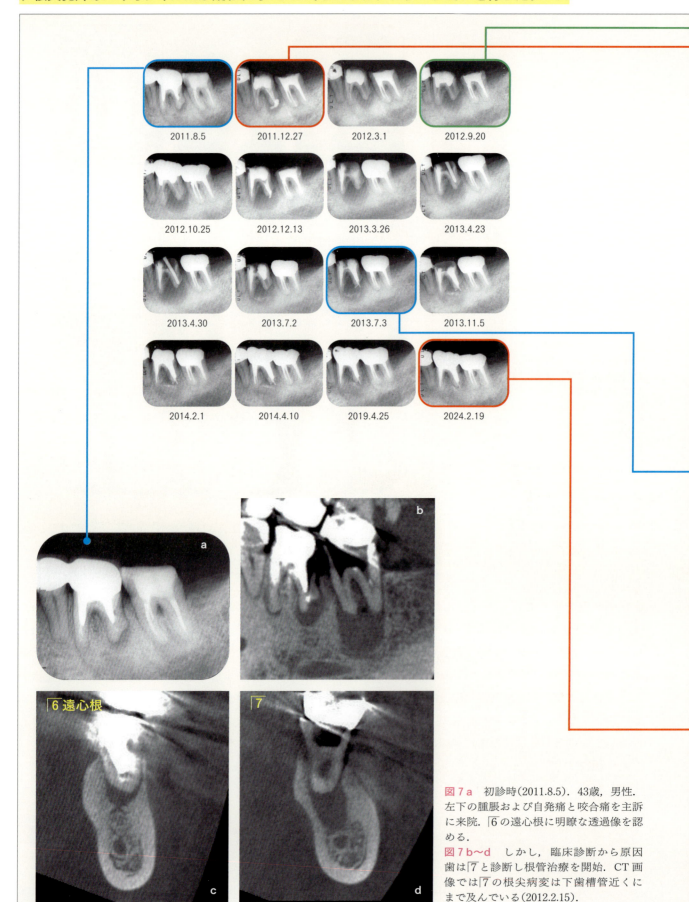

図7a　初診時（2011.8.5）．43歳，男性．左下の腫脹および自発痛と咬合痛を主訴に来院．6]の遠心根に明瞭な透過像を認める．

図7b〜d　しかし，臨床診断から原因歯は7]と診断し根管治療を開始．CT画像では7]の根尖病変は下歯槽管近くにまで及んでいる（2012.2.15）．

CHAPTER Ⅲ　根管形態に起因するもの

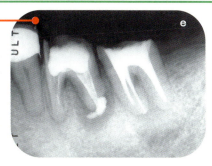
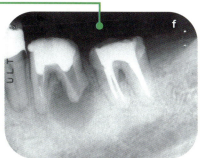

図7e　|7根管充填時（2011.12.27）．|7の根充を終えて|6の根管治療を開始．|6には水酸化カルシウム製剤を貼薬している．

図7f　初診より1年（2012.9.20）．|6遠心根の根尖は大きく歯根吸収しており，術前よりも透過像が大きくなっている．

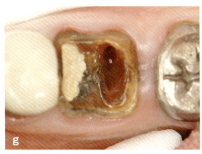
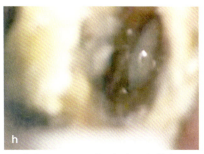
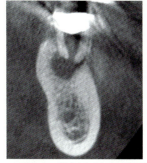

図7g, h　脈打つような排膿が続いたが，マイクロスコープでクラックがないことを確認した（2012.6.2）．

図7i　再度CT撮影を行って根管内に残存するガッタパーチャポイントがないことを確認した（2012.9.20）．根尖孔が非常に広いことがわかる．根尖孔外のバイオフィルムを疑いオーバーインスツルメンテーションを行った．

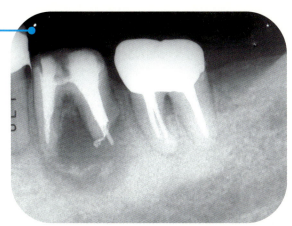
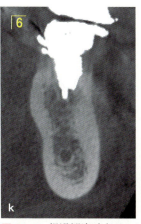
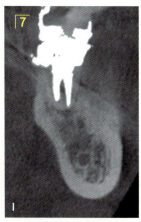

図7j　根管充填時（2013.7.3）．それまで止まる気配のなかった排膿がピタッと止まり，根管充填を行った．

図7k, l　経過観察時（2014.4.10）．CT画像でも|67ともに骨梁の回復を認める．

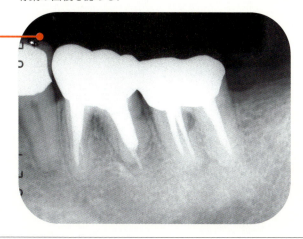

図7m　初診より13年（2024.2.19）．一時期は抜歯もやむなしと考えたほど透過像と症状が増悪したが，オーバーインスツルメンテーションを行うことで一気に形勢が逆転した．根尖病変は縮小傾向にある．

53

▶下顎第二大臼歯の根尖と下歯槽管が近接しているケース

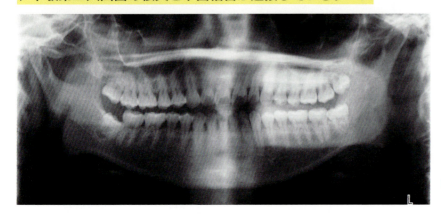

図8a　左下智歯周囲炎のため，パノラマエックス線撮影を行った(2023.1.10)．

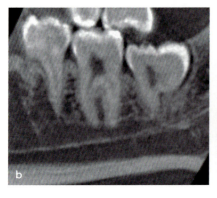
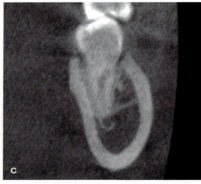

図8b, c　CT画像(2023.4.6)．7|遠心根の根尖に下歯槽管が近接しているのがわかる．いうまでもなく，この歯に根尖病変ができたとしても，オーバーインスツルメンテーションを行うことはできない．この術式をとる際には必ず根尖付近の解剖学的位置関係を把握しておかなくてはならない．

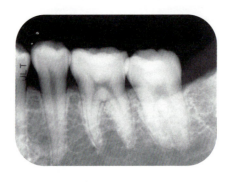

図8d　デンタルエックス線画像からは上記の状態を想像できない(8|は抜歯済み)(2024.10.3)．

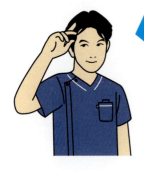

POINT!

炎症性歯根吸収による根尖部の形態にはさまざまなパターンがあり，形態によっては通法のファイリングでは根管内の起炎因子は除去できない．根尖孔外のバイオフィルムも同様である．そのような際にオーバーインスツルメンテーションを行うことで，症状が劇的に改善されることがある．

2. 根尖孔が開大しているケース

　根尖孔が開いたような形態を呈している場合も，基本的には著しい歯根吸収のケースと同様の考え方である（図9）．図10, 11のケースはともに15年以上前のケースであり，ファイルの先端部に緩やかなプレカーブを付与してオーバーインスツルメンテーションを行ったケースである．歯根の長さや方向によっては，ファイルを根尖のアンダーカット部の全周に接触させることは難しく，場合によっては歯冠部歯質を大きく削合しなければならないこともあった．現在，このようなケースにおいては必ずファイリングと並行して，アンダーカット部の機械的清掃が可能なGPリムーバースピアーやO・Kマイクロエキスカなどの器具を併用している．

　歯根が開大しているケースに対して，MTAによる根管充填を行ったとする症例報告を目にすることが多い．MTAの有効性に関しては異論を唱えるつもりはないが，問題となるのはその除去の難しさである．根尖が開いているケースに対して，何でもかんでもMTAで根充という画一的な治療方針ではなく，年齢や再根管治療の可能性などを考慮して適宜根管充填材を使い分けるようにしている．MTAさえ使用すれば必ず良い結果が得られるというわけでもなく，MTA単味で根管充填を行い経過不良だった場合には，次の手はほぼ外科的歯内療法もしくは抜歯しかないことを肝に銘じておくべきである．

▶根尖孔が開いたような形態を呈しているケース

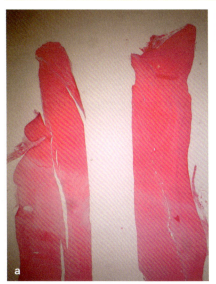 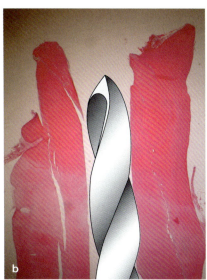 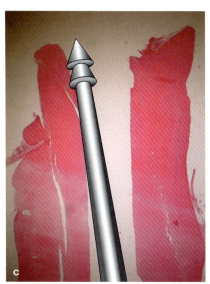

図9 a〜c　根尖孔が開大し，根管がラッパ状に開いている．APEXを示す位置までファイルを進めても，サイズの大きなファイルはしならないことに加え，根管上部で規制されるため根管壁全周に接触させることは困難である．図5に示した器具を使用することでアンダーカット部の根管壁の清掃が可能となる．

▶ **根尖孔が開大しているケース**

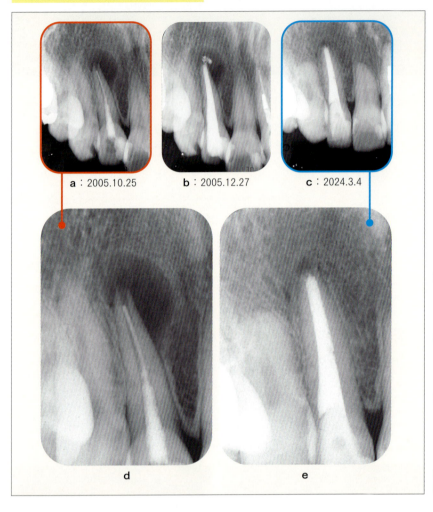

図10a 初診時(2005.10.25). 22歳, 女性. 2|に著明なエックス線透過像を認め, 根管は緩やかに湾曲し根尖孔は開大している.
図10b 根管充填時(2005.12.27). 根尖孔のサイズが大きくファイルにプレカーブを付与しながら#70まで根管拡大を行った.
図10c 初診より19年(2024.3.4). 2|の根尖部透過像は完全に消失していないが, 問題なく機能している. 再介入の可能性も視野に入れ, 補綴修復処置を行わずに経過観察としている.
図10d 初診時の拡大像.
図10e 初診より19年の拡大像.

▶ **根尖孔が開大しているケース**

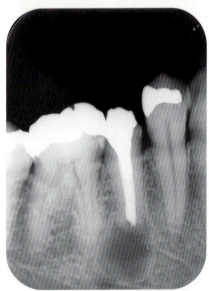
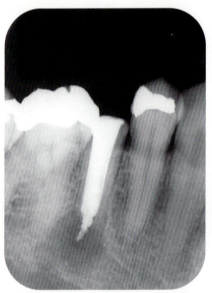
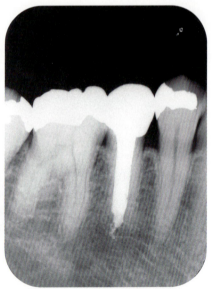

図11a 初診時(2007.9.15). 52歳, 女性. 5|の腫脹を主訴に来院. ガッタパーチャポイントを除去すると多量の排膿を認め, 根尖は大きく吸収しており#100のファイルが通過するほど開大していた.

図11b 根管充填時(2008.4.10). 根管はストレートに近かったが, プライヤーを用いてファイルの先端にプレカーブを付与し, ラッパ状に開いた根尖付近の歯質全周にファイルを接触させるイメージで根管拡大を行った.

図11c 初診より17年(2024.3.4). 根尖部透過像は消失し, 機能的にも安定している.

3. 著しい湾曲根管

著しい湾曲根管はテクニック的に根管形成が難しい根管形態の代表格である．湾曲度の強い根管を攻略するポイントは，確実に根尖孔までファイルを穿通させることと可及的にオリジナルの湾曲を維持した機械的拡大を行うことである．根尖部の湾曲度が強くなるほど穿通が難しい根管であるといえるが，筆者が考える穿通のポイントを図12に示す．

▶湾曲根管攻略のためのポイント(図12)

①サイズの小さなファイル(#6, 8, 10)を使用する
②中間サイズのファイル
③ファイルのコシ
④アクセスキャビティ
⑤ファイルの動きのコントロール
⑥プレカーブの付与

(1) 穿通のポイント

一般的に，デンタルエックス線画像では直線的に見えても，ほとんどの場合において根管は少なからず湾曲しており，図12に示したことに注意を払いながら攻略するとエラーが少なくなる．図13のケースでは根管の走行は根尖部でS字状の湾曲を呈している．このようなケースで最初から#15のファイルをパイロットファイルに用いてしまうと，本来の根管形態を追従できずにレッジを形成する原因となる．最初に挿入するファイルは#10を用いてネゴシエーションを行うことが多いが，ファイルに抵抗を感じたら無理にトルクをかけず，必ずファイルをサイズダウンして穿通を試みることが肝要である．#10のファイルで強い抵抗を感じた根管であっても，#6のファイルを用いた途端にスルッと穿通できることも少なくない．その際に重要なポイントの1つはファイルの柔軟性である．

穿通の目的に特化した手用ファイルが各メーカーから販売されており，曲げ強度が高いため根管口の探索や石灰化した根管の穿通に大変便利である．その半面，コシの強さゆえに湾曲根管に対する追従性が劣るため，湾曲根管では，通常のファイルのほうが穿通しやすい．

▶根尖部でS字状の湾曲を呈しているケース

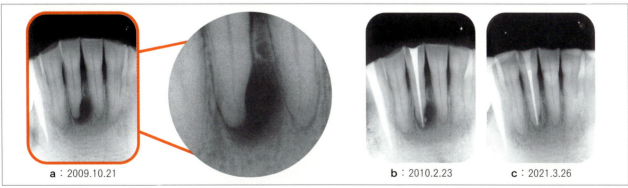

a：2009.10.21　　　　　　　　　　　　　　b：2010.2.23　　c：2021.3.26

図13a　初診時(2009.10.21)．75歳，男性．1̄根尖部に明瞭な透過像を認める．根管は根尖部付近でS字状を呈している．柔軟性がある#6のファイルを用いて穿通を行った．／図13b　根管充填時(2010.2.23)．ファイルのサイズが上がるにつれ剛性が強くなり，根管はS字状から直線化されたが，このことは致し方ないと考えている．
図13c　初診より12年(2021.3.26)．歯根膜腔の肥厚像を認めるが，症状はなく安定している．

（2）ファイルの特性を活かす

　ファイルの特性を活かし，適材適所で使用することが望ましい．また，根管内壁には微細な起伏があるため，穿通させるにはいたるところに存在するコブを乗り越えていかなければ根尖部まで到達できない（図14）．ネゴシエーションの際には，湾曲根管に限らずコブを乗り越えやすくするために，パイロットファイルの先端に若干のプレカーブを付与するようにしている（図15）．また，ファイルの先端部以外の部分が歯質と干渉をすることも穿通力が低下する原因となる．さらにその状態のままファイルサイズを大きくしていってもファイルの動きが規制されてしまい，レッジ形成や根尖孔のトランスポーテーションを招き，起炎因子を取り残すことにつながってしまう（図16, 17）．

　穿通できない場合には，適切なアクセスキャビティを形成できているかどうかを再度確認し，図16

▶根管内壁の凸凹

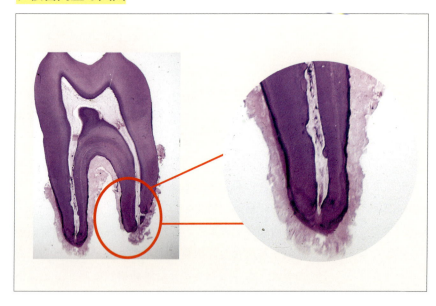

図14　デンタルエックス線画像では根管壁はスムーズな面のように見えるが，実際は凹凸が連続した表面となっている［下川公一（監著），倉富覚，（著）．長期経過症例から紐解く根尖病変と骨縁下欠損　その傾向と対策．東京：クインテッセンス出版，2021；149より引用］．

▶パイロットファイル先端に付与するプレカーブ

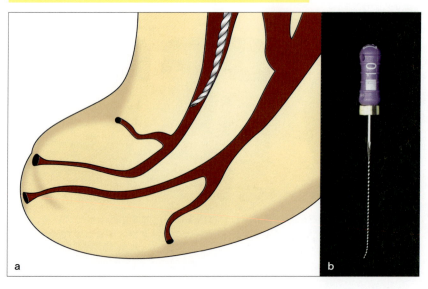

図15a, b　根管内壁の起伏を乗り越え，根管の狭くなっている部位をうまく通過していくためにファイル先端のプレカーブが有効となる（Dentsply：Wave Oneの動画より引用改変）．

CHAPTER III　根管形態に起因するもの

▶前歯部のアクセスキャビティ

図16a　舌側から髄室に穿孔したままのアクセスキャビティだと歯冠部歯質とファイルの把持部に近い部分が干渉する.

図16b　ファイルのサイズを上げていくにつれて剛性が強くなり，バネの力によってレッジや根尖孔のトランスポーテーションを生じる要因となる.

図16c　アクセスキャビティを切縁近くまで広げることでファイルにテンションがかからず，ファイルの先端だけが歯質と接触する状態にできる[a～c：下川公一，吉田尚史．エンド・ペリオの臨床的診断力を探る　3．エンド治療における診断および手技［1］．the Quintessence 1996；15（5）：75より引用改変／下川公一（監著），倉富覚、（著）．長期経過症例から紐解く根尖病変と骨縁下欠損　その傾向と対策．東京：クインテッセンス出版，2021；140より引用].

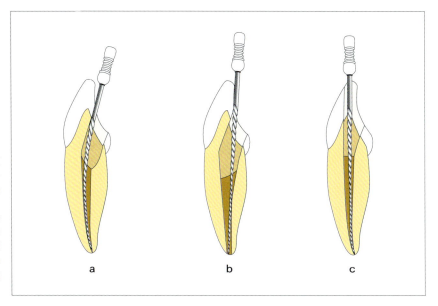

▶前歯部湾曲根管のケース

図17a, b　初診時(2019.3.7)．42歳，女性．|2の自発痛と腫脹を主訴に来院．根尖部に透過像を認め，根管は根尖部付近で湾曲している．

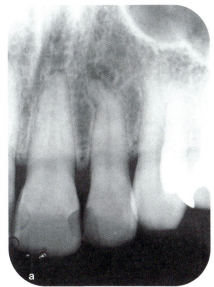 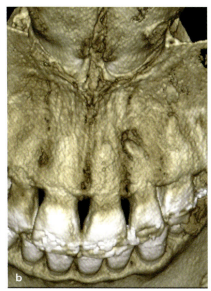

図17c　根管充填時(2019.5.13)．ファイルにプレカーブを付与して根管拡大を行った．根充時のデンタルエックス線画像ではアクセスキャビティを切縁近くまで形成していることがわかる．

図17d　初診より5年(2024.2.22)．根尖病変は消失し，安定している．

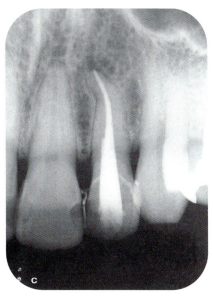 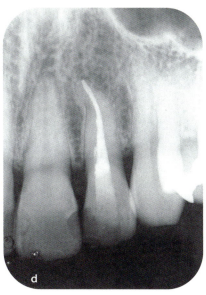

▶臼歯部のアクセスキャビティ

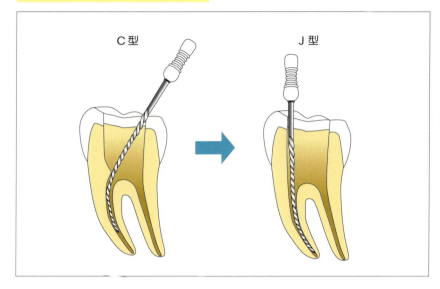

図18　エンド三角がある状態ではファイルの湾曲度が強くなり，ファイルの追従性が低くなる．また，根尖部トランスポーテーションなどのトラブルを生じるリスクが高くなるため，エンド三角を削合し，「C型」から「J型」の形態になるようアクセスキャビティを形成することが重要である［下川公一（監著），倉富覚、（著）．長期経過症例から紐解く根尖病変と骨縁下欠損　その傾向と対策．東京：クインテッセンス出版，2021；143より引用］．

のような形態になるように修正をする．ファイルが先に進まないときには，つい無理な力をかけてファイルを根尖方向に回転させながら進めてしまいがちであるが，その操作はレッジを形成してしまうことにつながるため，まずはアクセスキャビティの見直しを図るべきである．

「C型」から「J型」になるようにエンド三角などの干渉部を削合するだけで，驚くほどファイルが進んでいくことを経験する（図18）．根管口のフレア形成は三次元的な根管拡大を行うため必須事項であり，歯頚部象牙質（Pericervical Dentin：以下 PCD）の温存と最小限のエンド三角の除去を行うことは，筆者のなかで矛盾しない．なお，湾曲根管の感染根管処置においても，垂直的に理想的な拡大位置は電気的根管長測定器で APEX を示す位置である．

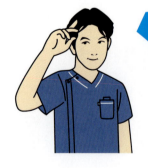

POINT!

根尖部に湾曲が存在する根管を攻略する際に，つい湾曲部に気を取られがちであるが，根管口部の歯質の処理にも同じくらい注意を払わなければならない．ファイル挿入部のフレア形成を適切に行えていなければ，ファイルが歯質に規制され，根尖部で想定外の動きをしてしまう原因となる．

CHAPTER Ⅲ　根管形態に起因するもの

（3）穿通後のファイル操作

　穿通ができたら，オリジナルの根管形態を極力維持できるようにファイル操作はバランストフォース法を選択しているが，Ni-Tiファイルを使用することによっても，そのことが可能となるだろう．しかし，それはあくまでも垂直的な根管拡大に関してのみといえる．Ni-Tiファイルの特徴はステンレススチール（以下 SS）ファイルと比較して，高い柔軟性を有していることである．そのことは垂直的にファイルを根尖まで到達することに関しては有利であるが，根管を水平的に拡大することに関していえば，圧倒的にコシが強いSSファイルのほうが有利である（図19, 20）．加えてNi-Tiファイルによる回転運動のみで根管を形成してしまうと，丸くしか拡大できないため，水平的に拡大できていない部分が

▶根管の水平的拡大

図19a　初診時（2003.6.26）．「6 7ともに不良根充がなされている．どちらもエンド三角の除去がされていない．
図19b　初診より11年後（2014.4.10）．エンド三角を三次元的に除去し，垂直・水平的に十分な拡大を行えていることがデンタルエックス線画像からもわかる．PCDを可及的に温存しており，問題を起こしていない．

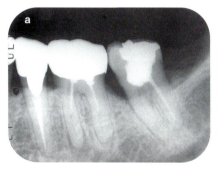
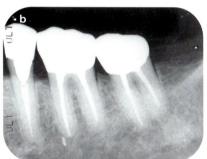

図19c　「6 コア除去時の髄室．近心頬側根は，ほぼ手つかずの状態であった．
図19d　最終拡大時の髄室．水平的な拡大はSS製のHファイルを主体に行っている．

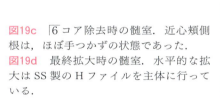
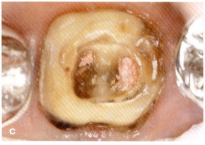
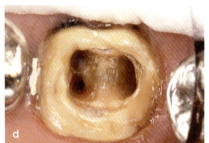

▶Ni-Tiファイルによる根管拡大の電顕像（九州大学大学院 歯科保存学研究分野 前田英史教授のご指導により観察）

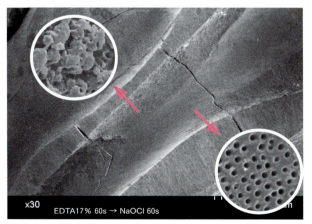
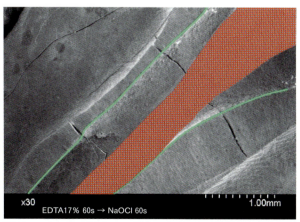

図20a　上顎犬歯をNi-Tiファイルのみで形成したSEM像．しっかりと円周ファイリングを行ったにもかかわらず，根管内にファイルが接触している部位とそうでない部位がはっきりとわかる．

図20b　青の線に囲まれた部分が根管で，赤い斜線の部分がファイルが接触した部分．二次元的な面積でいうと50％くらいしか接触できていない．

61

▶SSファイルによる円周ファイリング

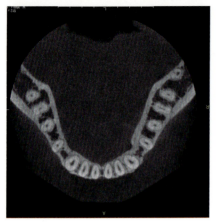

図21a 下顎の水平断CT像．根管の断面は円形を呈していないことがわかる．

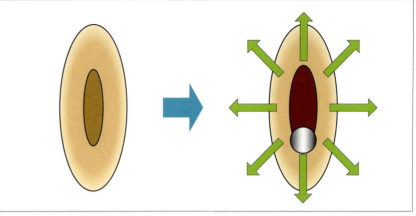

図21b 円形でない根管の全周にファイルを接触させて根管外形と相似形に拡大するためには，SS製のHファイルを用いて円周ファイリングを行っていくしかない．Ni-Tiファイルだけでは軟らかすぎて不十分な形にしかできない．

残ってしまう．これは手用のSSファイルをリーミング操作だけで行っても同様のことが起こると考えられ，ファイルの動かし方が重要となる．

感染根管処置では根管内の細菌や残存タンパク質のみならず，感染歯質を含めた徹底的な起炎因子の除去が不可欠であるため，理想的な最終拡大形態は水平断面で見たときに歯根外形と相似形となる．そのような根管形態に仕上げるためには，SS製のHファイルによる円周ファイリングを用いることがもっとも簡便で効果的な方法だと考える（図21）．

Ni-Tiファイルの普及にともない，垂直的には理想的な根管充填がなされているにもかかわらず，根尖病変が存在しているケースが増えているように感じる．水平的拡大不足はまさしくデンタルエックス線画像の盲点であり，そのようなケースでは前医がすでに拡大を済ませている部位（ガッタパーチャポイントが充填されている部位）以外に水平的に未拡大の部位があることをまず疑い，その部分に焦点を絞って拡大していくとよい．

湾曲根管では，最初に穿通できたファイルを根管から抜いた際に，その根管のオリジナルの形態がファイルに表される（図22, 23）．その湾曲を次のファイルに忠実に付与し，Hファイルによるファイリングを主体とした根管形成を行う（図24）．とくに#30のサイズを超えたあたりからファイルの柔軟性が低下し，プレカーブを付与しにくくなる．カーブが弱いとファイルが根管を追従しないこともあるため，忠実に再現していくことが肝要である．

Hファイルのみを使用した場合，次のサイズへ上げるのに時間がかかりすぎるためKファイルも併用するが，Kファイルの回転運動が最小限で済むように，Hファイルによる徹底的な円周ファイリングをしっかりと行うことがポイントだと考える．くどいようであるが，無理な回転力をかけるとレッジを形成してしまうため，そのような力をかけなくても，次のファイルがスムーズに根尖部に到達できる状態にすることに重点を置いている．

筆者は<u>湾曲根管を形成する際には通常サイズのファイルだけでなく，必ず中間サイズのファイル（マニー）を使用</u>している（図25）．過去には根尖部の湾曲点を越えたところでファイルを破折させたり，レッジを形成してしまうエラーを起こし，自ら難症例にしてしまったこともあった．しかし，中間サイズのファイルを使用するようになってからはファイルにかかる負荷が少なくなり，かつ湾曲根管を徐々に拡大することができるため，そのようなミスを起こす頻度が劇的に減った．現在では，湾曲根管でなくてもほぼルーティーンに使用している．

CHAPTER III　根管形態に起因するもの

▶湾曲根管のケース

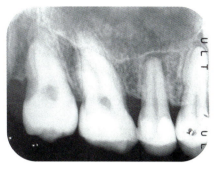

図22a　初診時(2017.6.20). 23歳, 女性. 5|の自発痛と咬合痛を主訴に来院. 歯髄は失活していた. デンタルエックス線画像では根尖を囲む透過像は近心寄りにある.

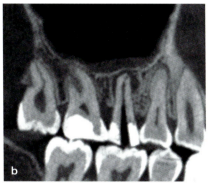
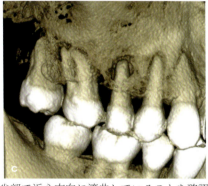
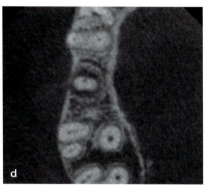

図22b〜d　CT画像(2017.11.6). 根管が根尖部で近心方向に湾曲していることを確認できた.

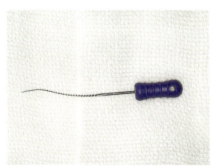

図22e　#10のファイルを根尖孔まで穿通し, ファイルを引き抜いた状態. 根管のカーブが三次元的に再現されている. この湾曲を最終拡大号数までの各ファイルに付与する.

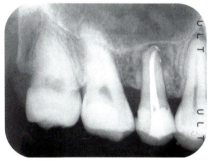

図22f　根管充填時(2018.1.26). 本来の湾曲を壊すことなく, 根尖部の拡大をしっかりと行うことができている.

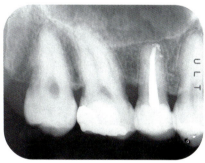

図22g　初診より7年(2024.1.30). 歯根膜腔は薄く均等な幅となり, 骨梁も回復している.

▶湾曲根管のケース

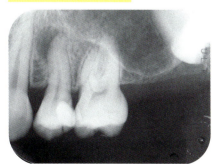

図23a　初診時(2019.6.13). 24歳, 女性. 5|の自発痛を主訴に来院. デンタルエックス線画像では歯根外形はS字状に見えるが, 透過像は歯根の近心側に認める.

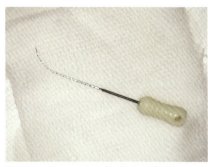

図23b　ファイルを根尖まで穿通し, 引き抜いた状態. 根管の湾曲が再現されている.

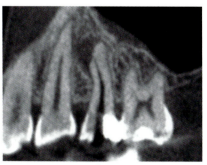

図23c　CT画像(2019.6.13). 筆者がパーフォレーションを起こしてしまったのではないかと思うほど, 解剖学的根尖孔からかなり離れた位置に根尖孔がある.

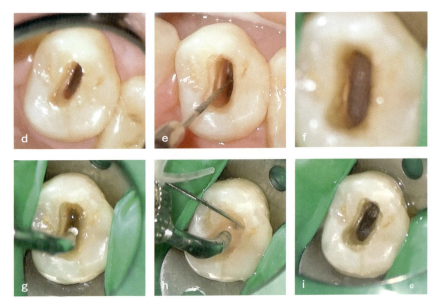

図23d〜i 根管の湾曲度が強いため,遠心寄りのアクセスキャビティを若干広げた.歯質の削合は必要最小限度にとどめるよう意識している.

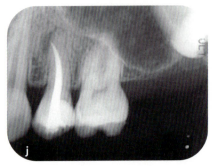 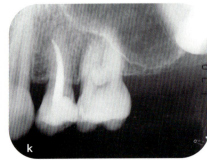

図23j 根管充填時(2019.11.13).本来の湾曲を壊さない形で緊密な根管充填が行えた.

図23k 初診より4年(2023.5.10).根尖病変は消失し,歯根膜腔は薄く均等な幅となっている.

▶プレカーブの付与

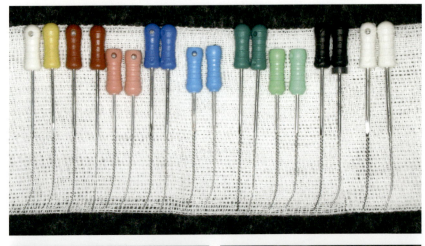

図24a パイロットファイルに再現されたカーブを,最終拡大号数のファイルまで忠実に付与することがポイントである.湾曲度が緩やかであれば手指でカーブを付与するが,湾曲度が強い場合には矯正用のプライヤーを用いている.プレカーブ付与用のプライヤーも販売されている.

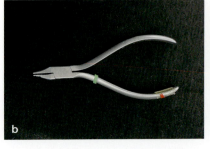 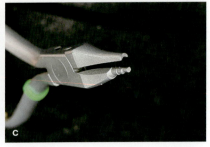

図24b, c ツィードループフォーミングプライヤー(801-1015)(トミーインターナショナル).

▶中間サイズのファイル

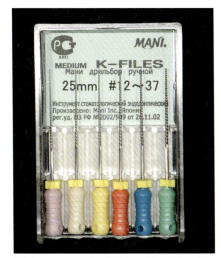

図25a Kファイル(#12, #17, #22, #27, #32, #37)(マニー／モリタ).

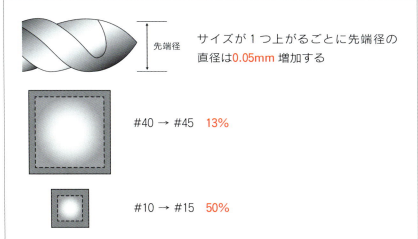

図25b ISO規格の根管内切削器具の先端径とその増加率の関係．ファイルのサイズは#10〜60までは#5刻みに上がっていくが，それは先端径が0.05mmずつ大きくなっていることを意味している．先端径の増加幅は同一であっても，元々の先端径に対する次のファイルの先端径の比率(増加率)はサイズ間によって大きく異なる．たとえば#10から#15にサイズを上げる際には1.5倍径のファイルを使用することになる．手指に感じる抵抗やファイルにかかる負荷には，増加率が大きく関与している．

号数	先端径(mm)	増加率
#06	0.06	
#08	0.08	33%
#10	0.10	25%
#15	0.15	50%
#20	0.20	33%
#25	0.25	25%
#30	0.30	20%
#35	0.35	17%
#40	0.40	14%
#45	0.45	13%
#50	0.50	11%
#55	0.55	10%
#60	0.60	9%
#70	0.70	17%
#80	0.80	14%

号数	先端径(mm)	増加率
#06	0.06	
#08	0.08	33%
#10	0.10	25%
#12	0.12	20%
#15	0.15	25%
#17	0.17	13%
#20	0.20	18%
#22	0.22	10%
#25	0.25	14%
#27	0.27	8%
#30	0.30	11%
#32	0.32	7%
#35	0.35	9%
#37	0.37	6%
#40	0.40	8%

図25c もっとも増加率が高いのは#10から#15にサイズを上げるときであるが，総じて先端径の細いサイズ群で増加率が高い．#40まで中間サイズのファイルを使用することによって増加率を下げることができ，さまざまなトラブルの予防につながる(赤字は増加率の最大値)(高橋真広．困難症例もこれで容易に！中間ファイルの臨床的有効性．デンタルマガジン．172号 SPRING. 2020；18‐20より引用改変).

4. 石灰化により閉鎖した根管

　根尖病変が存在している場合には，ファイルを根尖まで穿通させることがまず第一の目標となるが，なかにはどんなに頑張ってもファイルが根管の途中から進んでいかないこともあり，すべてのケースにおいて必ずしも穿通できるとは限らない．完全に石灰化している根管に対して時間と労力を費やした挙句にパーフォレーションを起こし，苦労が報われるどころか予後を悪くしてしまった苦い経験もある．

　閉鎖根管に対する筆者の考え方を大きく変えてくれたのが，大学院で根管洗浄の効果を観察する実験の機会を得たときであった．下顎前歯の抜去歯の歯冠部を完全に除去して歯根部だけの状態にしたのちに根管拡大を行う実験だったため，根管を探索するのに苦労するはずがない条件であった．しかし，約300本の根管拡大を行ったうちの1/4近くは根管が完全に石灰化しており，マイクロスコープ下でもファイルを挿入することさえできず，実験に使用することができなかった．もちろん，ペリオで抜歯となった抜去歯が大半であったため，歯内療法を必要とする歯にこの確率をそのまま当てはめることはできないが，根管の石灰化によって物理的にファイルが穿通できないケースが一定の割合で存在するのである．

　ファイルを根尖孔まで穿通させることで根管治療の成功率が上がることに間違いないが，一方で理想的な位置までファイルを穿通できなかったにもかかわらず，良い結果を得られたケースもある（図26）．起炎因子を完全には除去できていない状態であるが，結果的に根尖部の炎症を維持できない量にまで減少させたことで，病原性が低下したからだと解釈している[2]．また，前章で述べた疑似根尖病変の場合には，隣在根や隣在歯の影響により炎症とは直接関係のない根の根尖部に透過像を呈するため，原因歯の治療が奏功すれば穿通できなくとも透過像は消失するだろう（図27）．

　これらの経験をふまえ，根尖病変が存在する閉鎖根管では，まずCTで根管の有無を確認し，根管が確認できる部位までは確実にファイルを到達させる．根管を確認できない場合には，無理に穿通させようとはせず，ファイルを通せた位置から水平的拡大に重点を置いて根管拡大を行う．数か月の経過観察期間を設け，症状の消失と透過像の縮小傾向を確認することができれば，たとえ著しくアンダーの位置であっても根管充填に移行するようにしている（図28）．

　ファイルを研ぎ澄まし，何が何でも穿通させるという考え方に対して，筆者の閉鎖根管への対応は積極的でないといえるかもしれない．しかし，"勇気ある撤退"を選択したほうが歯の寿命を延ばすことにつながることもあり，それが自身の臨床経験から得たもっとも安全で効率的な方法であると考える．

CHAPTER III　根管形態に起因するもの

▶根尖まで穿通できなかったにもかかわらず良い結果が得られたケース

図26a　初診時(2009.3.10). 42歳, 女性. 右下の自発痛と咬合痛を主訴に来院. 7┃には著明な透過像を認め根管治療を開始したが, 根尖部までファイルを穿通させることができなかった.

図26b　治療開始より5か月(2011.5.12). 治療中の経過観察のデンタルエックス線画像では, 透過像が縮小し始めている.

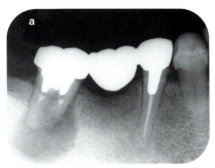
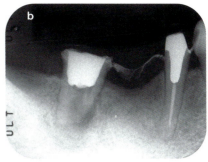

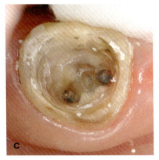
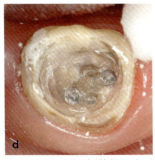
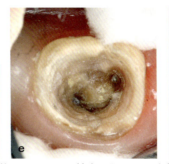
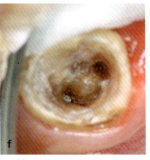

図26c〜f　無理に根尖まで穿通することをせず, 樋状根を水平的にしっかりと拡大することに重点を置いた.

図26g　根管充填時(2011.7.6). 垂直的に理想的な根管拡大は行えなかったが, 根尖病変は縮小している.

図26h　初診より15年(2024.2.15). 根管内の起炎因子の量を減らせたことが奏功したと考えられるが, 運が良かったとしかいえない.

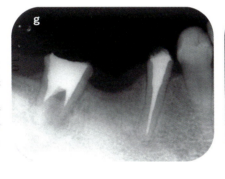
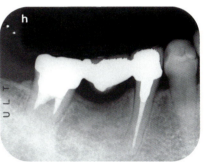

▶疑似根尖病変であったと思われるケース

図27a　初診時(2006.2.6). 54歳, 女性. 7 6┃に根尖病変が存在していたが, 7┃近心根には破折ファイルを認め, 当時の筆者の力量では除去は困難だと判断した.

図27b　初診より18年(2024.1.25). 6┃にのみ根管治療を行い7┃の根管はまったく触っていないが, 7┃近遠心根のエックス線透過像は消失している.

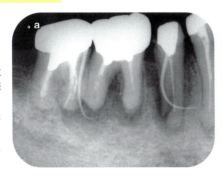
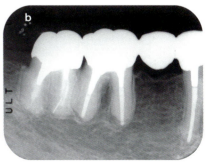

▶ 根中央部が石灰化して根尖孔まで穿通することができない

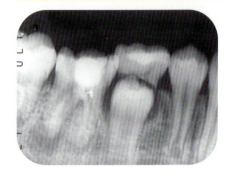

図28a　初診時（2014.10.22）．10歳，女性．右下が腫れた．6̄近遠心根に透過像を認めた．生活歯髄切断法がなされた形跡があり，近心根はファイルを根尖孔まで穿通することができなかった．

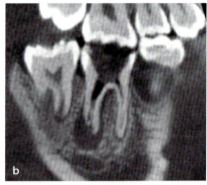 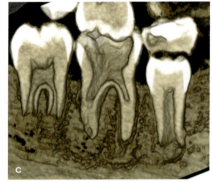 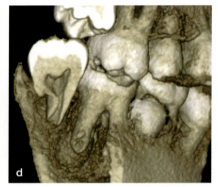

図28b〜d　CT画像（2014.11.28）．近心根の根尖部に根管は存在するが，根中央部で石灰化していた．近心根の透過像は遠心根の影響による疑似根尖病変であると考え，ファイルが通った部位までの拡大にとどめた．遠心根の根尖孔は開大しており，未完成のまま感染した可能性が高い．

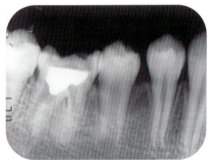 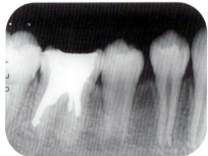 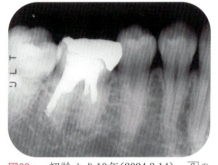

図28e　初診より7か月（2015.5.11）．6̄の近遠心根の透過像が縮小し始めていることを確認した．

図28f　根管充填時（2015.5.14）．遠心根は理想的な根充を行うことができ，近心根はファイルが通った位置まで根充している．

図28g　初診より10年（2024.3.14）．6̄の近心根に若干の透過像と硬化性骨炎を認めるが，症状はなく安定している．遠心根の根尖病変は消失している．

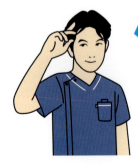

POINT!

　根尖病変があるのにファイルを穿通できない場合には，まずCTで根管の状態を確認する．閉鎖しているようであれば，ファイルを通せたところまで水平的にしっかりと拡大し，他の根管や隣在歯のチェックをしてみよう．理想的な根管治療が行えそうな根管から拡大を仕上げていくと，穿通できなかった根管の病変が縮小していくことも多い．

5. 未処置となりやすい複根管

　根管治療の失敗の原因の多くに根管の見逃しがある．歯種ごとの一般的な最大根管数を念頭に置いておくことはもちろんであるが，画像診断をしっかりと行い，つねに探索しきれていない根管が存在するのではないかと疑いながら根管拡大を行うことが重要である．

　マイクロスコープを利用してミクロ的に探索することも必要であるが，時に歯を咬合面から観察し，マクロ的に歯根外形をとらえることも根管の見逃しを防ぐ有効な手段である．咬合面から俯瞰的に見ることによって，歯根外形と根管口の位置のバランスの可否を判断できる．そこから複根管の存在を予測し，CTを併用することにより発見できることも多い（図29, 30）．

▶未処置複根管を疑う

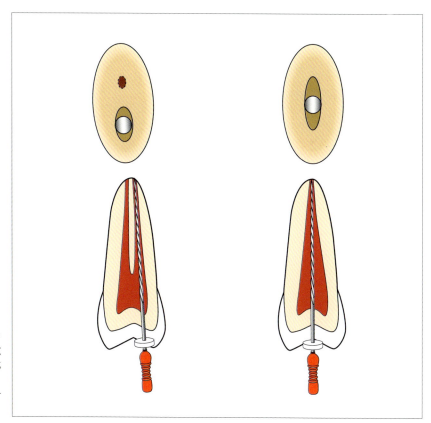

図29 「根管は歯根の中央部に位置する」ことが原則である．複根管のどちらかの根管が未処置で残っている場合には，拡大した根管が歯根外形に対して中央部に位置せずに偏位していることが多い．ファイルを挿入した状態で植立位置と方向を参考にするとわかりやすい．

▶ 未処置複根管のケース

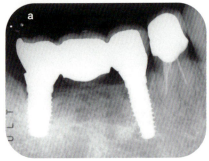
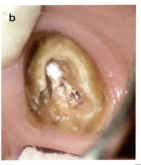
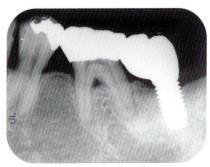

図30a, b　初診時(2018.1.30). 43歳, 女性. 4̄のセラミックが欠けた. 4̄の補綴装置再製に際し, 根管治療を開始した. 術前のデンタルエックス線画像では2根管の根管充填がなされていたが, コアを除去した状態で歯根外形を観察すると, 上顎大臼歯のような形をしていることに気づいた.

図30c　反対側同名歯のデンタルエックス線画像ははっきりと近遠心的に複根管を有しており, これを参考に4̄の頰側にも2根管あると推測した.

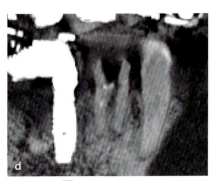
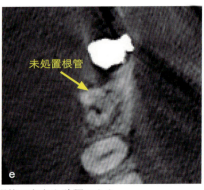
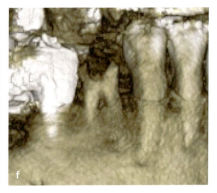

図30d〜f　4̄のCTを撮影した. 遠心頰側根管の存在を確認できた.

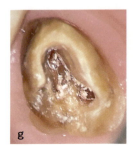
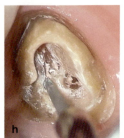
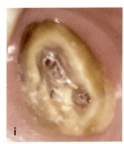
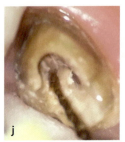
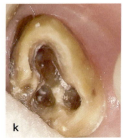

図30g〜k　遠心隅角方向に髄床底を明示していくと, 未拡大の遠心頰側根管を発見し, 根管拡大を行った.

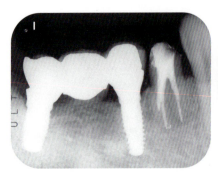
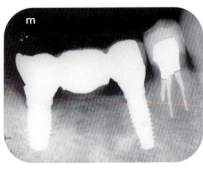

図30l　根管充填時(2022.5.16). 4̄に3根管の根管充填を行っていることがわかる.
図30m　根管充填より2年(2024.3.12). 根尖歯周組織は安定している.

CHAPTER Ⅲ　根管形態に起因するもの

（1）上顎大臼歯

　MIの概念は重要であるが，歯冠部歯質を温存することに固執して根管の見逃しを招くようでは本末転倒であり，最小限かつ最低限の歯質削除量が望ましいと考える．臨床的に未処置となっている頻度が高い根管は上顎大臼歯部のMB2だろう．MB2の根管口はMB1とPを結ぶ線にDBから下した垂線上にあることがよく知られている（図31）．MB2の存在が疑われる際には，根管口付近の歯質をある程度整理し，まず髄床底全体を完全に明示するイメージで水平的に歯質を削合していく．

　「もう1根ありそう」という雰囲気だけでやみくもに歯質を削合することは，髄床底や歯頸部側面に穿孔する原因となる．臨床的な勘を過信し過ぎるとろくなことがなく，事前に必ずCTで根管の有無を確認しておくことをお勧めする（図32）．上顎前歯以外は複根管を有する可能性があり，CTを用いた各歯種の根管数に関して調査した報告を参考にしていただきたい（図33）．

▶上顎大臼歯部のMB2の副根管

図31a, b　MB1から口蓋側に向かって伸びる発育溝を追及していくとMB2が存在していた．1/2ラウンドバーで根管口を覆っている歯質を削合し，根管拡大を行った．

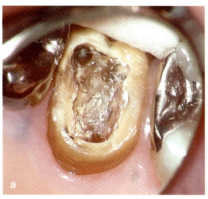
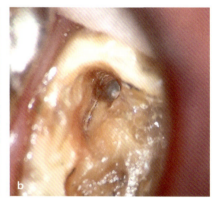

図31c, d　MB1からPを結んだ線にDBから垂線を下したライン上にMB2が存在することが多いという法則から，先にMB1，DB，Pの3根管を明示しておくとMB2を見つけやすい．

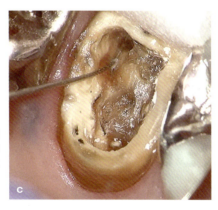
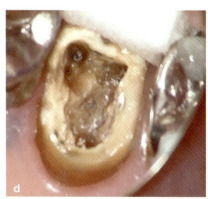

▶上顎大臼歯部のMB2

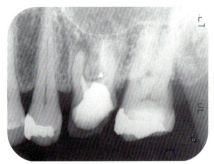
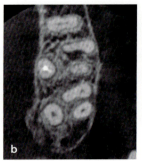
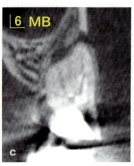
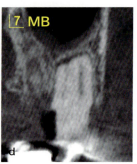

図32a 初診時(2020.8.31). 62歳, 男性. |6 の根管治療を目的に紹介され, |6 MB2 が未処置であることを疑った.

図32b〜d しかし, 打診痛が強かったのは明らかに|7 であり, CTを撮影すると |6 |7 ともに近心頬側根に2根管あることがわかった(2020.11.5).

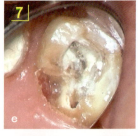
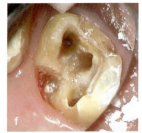
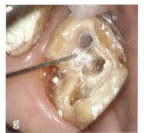
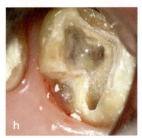
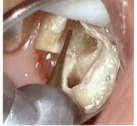
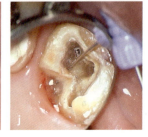

図32e〜j |7 の髄室の様子. 歯が捻転していることと髄室内の石灰化が進んでいたことでMB2の位置を把握しづらかったため, 先にMB1, DB, Pの各根管を明示した. その後, 前述の法則に則ってMB2の位置の見当をつけて根管口を見つけ出し, MMファイル#10を用いて穿通を行った(MMファイルに関してはCHAPTER Ⅳで詳しく触れる).

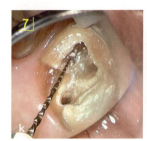
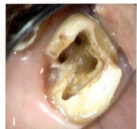
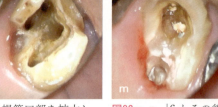
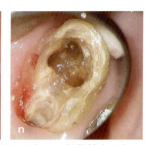

図32k, l Ni-Tiファイルを用いて根管口部を拡大し, 手用ファイルで仕上げた最終拡大時の状態. この後根管充填を行った.

図32m, n |6 もその後, MB2を含めた根管拡大を行った. |7 とは根管口の位置が大きく異なる位置にあったが, MB2の位置の法則が当てはまっている.

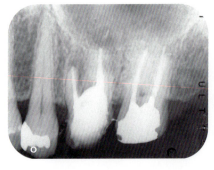
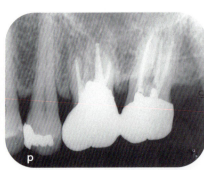

図32o |6 根管充填時(2021.12.10). |6 |7 ともに4根管の根管充填を行っている. |6 口蓋根の古いGPを根尖孔外に押し出してしまっている.

図32p 初診より4年(2024.9.14). 補綴装置作製後は紹介元に戻っていただき, 年に一度経過観察に来院してもらっている. 幸い|6 口蓋根から押し出したGPは問題を起こしておらず, |6 |7 ともに根尖病変は縮小している.

▶ CTを用いた各歯種の根管数に関する調査報告

上顎 (n=700)	歯根数 1	2	3	根管数 1	2	3	4	5	根尖孔数 1	2	3	4	5
中切歯	100	-	-	100	-	-	-	-	100	-	-	-	-
側切歯	100	-	-	100	-	-	-	-	100	-	-	-	-
犬歯	100	-	-	97	3	-	-	-	100	-	-	-	-
第一小臼歯	32	66	2	6	88	6	-	-	16	81	3	-	-
第二小臼歯	83	17	-	25	73	2	-	-	56	43	1	-	-
第一大臼歯	1	6	93	-	1	21	76	2	-	1	64	33	5
第二大臼歯	2	29	69	1	5	54	41	-	2	8	65	25	-

下顎 (n=700)	歯根数 1	2	3	根管数 1	2	3	4	5	根尖孔数 1	2	3	4	5
中切歯	100	-	-	65	35	-	-	-	100	-	-	-	-
側切歯	100	-	-	58	42	-	-	-	100	-	-	-	-
犬歯	97	3	-	78	22	-	-	-	97	3	-	-	-
第一小臼歯	99	1	-	70	29	1	-	-	80	20	-	-	-
第二小臼歯	100	-	-	97	3	-	-	-	99	1	-	-	-
第一大臼歯	2	95	3	-	3	45	51	1	-	36	49	15	-
第二大臼歯	7	91	2	1	8	87	4	-	5	54	40	1	-

図33a　ヒト永久歯の歯根数，根管数，根尖孔数の発現頻度の分布．モンゴロイドを対象に絞ったデータではないが，上顎前歯以外は複根管性の可能性があることが示唆されている（Estrela C et al. Study of Root Canal Anatomy in Human Permanent Teeth in A Subpopulation of Brazil's Center Region Using Cone‐Beam Computed Tomography‐Part 1．Braz Dent J. 2015；26(5)：530‐6 より引用改変）．

▶ 未処置根管の好発部位

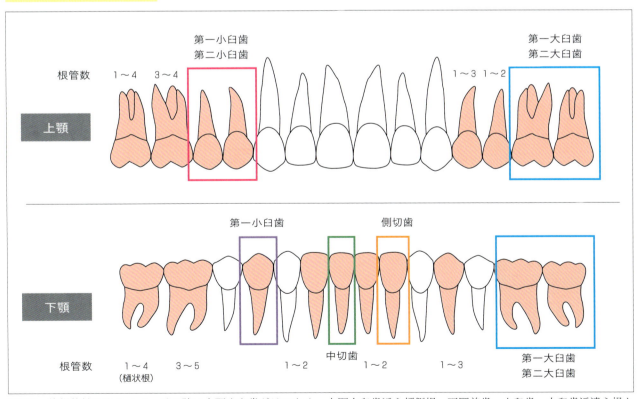

図33b　複根管性であるイメージが強い上顎小臼歯だけでなく，上顎大臼歯近心頬側根，下顎前歯，小臼歯，大臼歯近遠心根も複根管あることを想定して根管を探索していく［下川公一（監著），倉富覚，（著）．長期経過症例から紐解く根尖病変と骨縁下欠損　その傾向と対策．東京：クインテッセンス出版，2021；121 より引用改変］．

（2）下顎前歯／下顎第一小臼歯

　MB2以外の根管で比較的未処置の頻度が高いのは，下顎前歯と下顎第一小臼歯である．下顎前歯の歯冠の近遠心的幅径は頰舌的幅径よりも大きいが，歯根部ではそれが逆転し頰舌径のほうが大きくなる．原則的に根管の水平的断面は歯根外形に相似形であるため楕円形を呈し，2根管やイスムスでつながったひょうたん型を呈することもある（図34）．このときもMIの概念を念頭に置きながら，切縁付近から基底結節の近くまでアクセスキャビティを形成し，舌側壁のストレートラインアングルを確保する（図17）．そうすることで舌側根管を見逃すリスクは飛躍的に軽減すると考える．

　2根管性の下顎第一小臼歯も臨床では難敵である．図35のケースは根管分岐が歯冠側に存在しているため，複根管という診断さえできればテクニック的にはさほど難しくはないが，根管分岐の位置が根尖側に近くなるほど機械的拡大と根管充填が難しくなる．その観点からみると，下顎第一小臼歯に特徴的な「h

▶下顎前歯の歯冠幅径と歯根幅径

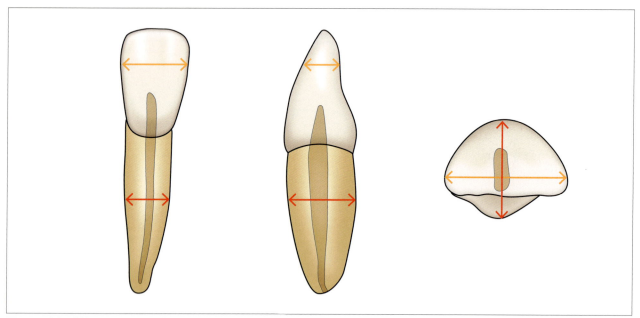

図34a　歯冠形態のイメージで歯根形態を捉えてしまうと失敗する原因となる．歯冠部では近心径が頰舌径よりも大きいが，ECJを越えるとその比率が逆転し圧倒的に頰舌径が大きくなる．根管は歯根外形と相似形である（Berman LH, Hargreaves KM. Cohen's Pathways of the PULP 12th. Amsterdam；Elsevier，2020より引用改変）．

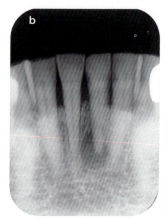
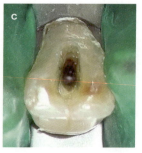

図34b, c　初診時（2019.3.18）．76歳，女性．「1に根尖病変を認める．ある程度根管拡大を終えてもなお瘻孔が消失しなかった．その時点でのアクセスキャビティを示す．

CHAPTER III　根管形態に起因するもの

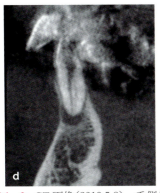
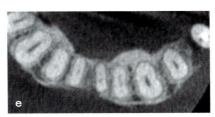
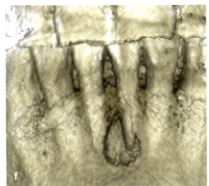

図34d〜f　CT画像(2019.5.8)．舌側に未拡大根管を認めた．

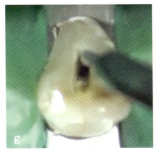
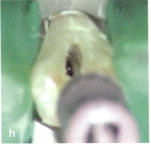
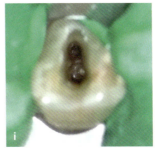
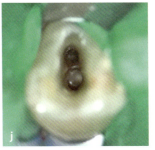

図34g〜j　根管拡大(2020.11.5)．基底結節の方向にアクセスキャビティを広げ，舌側根管を拡大した．

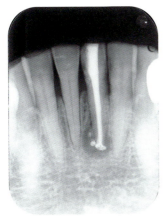
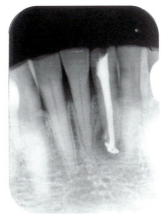
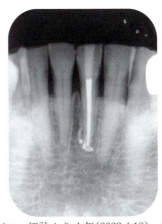

図34k　根管充填時(2019.8.30)．

図34l　偏心撮影時(2019.10.3)．

図34m　初診より4年(2023.4.18)．根尖病変は消失し，歯根膜腔は薄く均等な幅となっている．

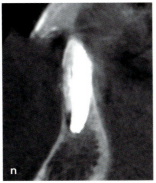
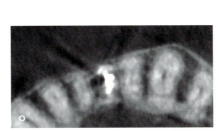
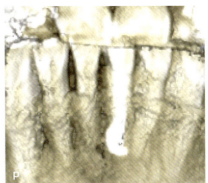

図34n〜p　初診より4年(2023.4.18)．CT画像ではアーチファクトのため1根管のように見えるが，2根は独立している．骨梁の回復を認める．

75

▶2根管性の下顎第一小臼歯のケース

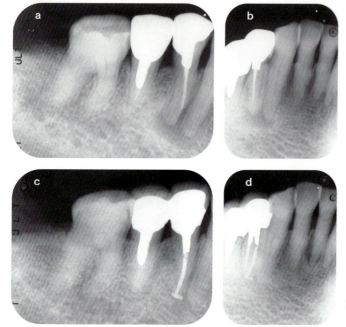

図35a, b　初診時(2015.9.28)．4 3にまたがる根尖病変を認めた．aでは4のパーフォレーションを疑ったが，充填されているガッタパーチャポイントが歯根に対して明らかにアンバランスであり，未処置根管が存在することがbからわかった．

図35c, d　初診より9年(2024.2.29)．2根管の根管充填を行い，根尖病変は消失している．

▶h型根管

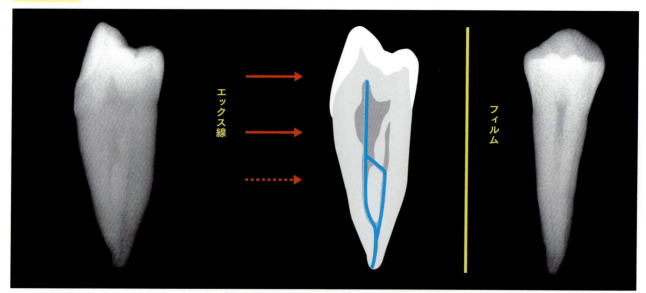

図36　下顎第一小臼歯にはテクニック的に根管拡大が難しい"h型根管"を認めることがある．未処置根管の画像診断では，髄室から根管を追っていき途中で歯髄腔が不明瞭になるようであれば，要注意である．健全歯でこのような歯を見つけたら，絶対に抜髄とならないように予防に重点を置いたメインテナンスを義務づけている(Slowey RR. Root canal anatomy. Road map to successful endodontics. Dent Clin Norh Am. 1979；23(4)：555-73より引用改変)．

型」根管は本当に厄介な形態である(図36)．

舌側副根管は根中央部よりも根尖側で分岐しているため，ファイルの先端にプレカーブを付与したところで根管に入っていくことはなく，以前はお手上げ状態であったが，CTとマイクロスコープの導入により攻略できるようになってきた．まずは，副根管の存在に気づくことが重要であるが，再根管治療歯ではガッタパーチャポイントが充填されているため，副根管を読影しにくい．そのようなときに左右反対側の同名歯が未処置根管であれば参考になることが多く，後述する樋状根でも同じことがいえる(図37)．

副根管の存在が疑われたらCTにより舌側根管の存在の有無と走行を確認し，根管の三次元的イメー

CHAPTER III　根管形態に起因するもの

▶反対側同名歯の根管形態を参考にする

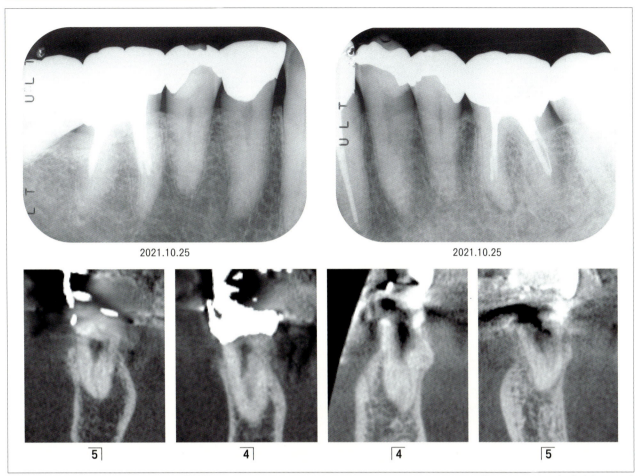

図37　デンタルエックス線画像では 5 4 ともに歯髄腔が根中央部で不明瞭となっており，CT画像ではどちらも根中央部で分岐し2根管を有している．4 5 もほぼ同じ像を呈していることがわかる．このように反対側同名歯の形態は治療歯の根管形態を診断するうえで大変参考になる．

▶舌側副根管の処置

図38a　初診時（2015.3.11）．60歳，女性．前医で 4 の根管治療を行ったが痛みが取れず，1年ほど暫間被覆冠のままだという．頬側根管はそれほど悪くない根充像に見えたため，舌側副根管を疑って根管治療を開始．根中央部に舌側副根管の根管口を発見した．

根管分岐の位置

ジをつかんでおく．舌側副根管の根管口付近の歯質をエンド三角と捉え，マイクロスコープ下でその部位を見ながら削合を行うことでファイルを挿入できるようになる（図38）．副根管の根管口にファイルが食い込んでいく状態を作ることさえできれば，あとは通常の湾曲根管と同じ操作である．

筆者の技量ではこのような根管形態への対応に際して，CTとマイクロスコープなしでは良い結果を収めることは困難であり，治療を成功に導くための必須のツールとなっている．

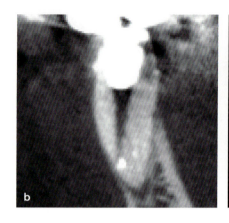
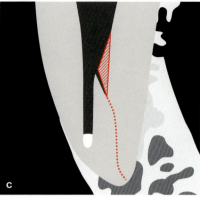

図38b, c　h型根管の場合，副根管の発見ができてもファイルを舌側根管に挿入することがきわめて難しい．プレカーブを付与しても食い込んでいくことはなかった．斜線三角形の部分をエンド三角に見立て，マイクロスコープ下でエンド用超音波チップを用いて同部位の削合を行った．

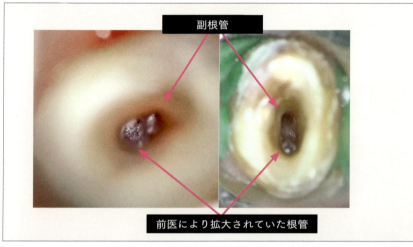

図38d　副根管の探索．何とか#6のファイルを副根管に挿入することができ，あとは通常の湾曲根管に従って根管拡大を行った．

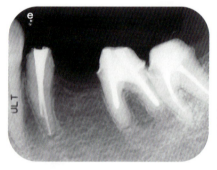
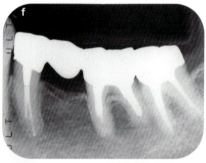

図38e　根管充填時(2015.8.7)．頰側根は閉鎖しており，通るところまでの拡大とした．
図38f　初診より9年(2024.3.13)．根尖病変は消失し，根尖歯周組織は改善している．

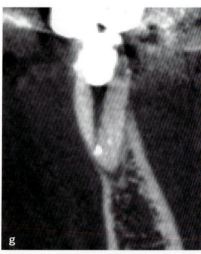
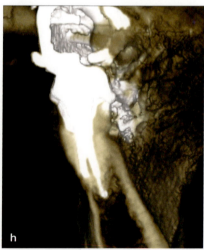
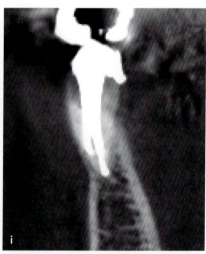

図38g〜i　術中と根充後のCT画像．副根管の形成はほぼ理想的にできており，根尖部の透過像は消失している［(a〜e, g：倉富覚,．ゼロから見直す根尖病変 診断・治療コンセプト編．東京：医歯薬出版，2016；126-127より引用／a〜i：下川公一(監著)，倉富覚，(著)．長期経過症例から紐解く根尖病変と骨縁下欠損　その傾向と対策．東京：クインテッセンス出版，2021；130，131より引用］．

6. イスムス・フィン

　感染根管処置における根管拡大不足の要素として，大きく「垂直的」なものと「水平的」なものに分けて考えると，ポイントを整理しやすい．垂直的な拡大不足に関してはデンタルエックス線画像で確認できるため見当をつけやすいが，問題となるのは水平的な拡大不足が生じている場合である．臨床実感としては，根尖病変を生じている症例のほとんどの原因は根管の水平的拡大不足と副根管の見逃しではないかと思える．<u>このデンタルエックス線画像の盲点である「水平的」な要因</u>に注意を払うことが，感染根管処置を成功に導く大きなポイントだと考える．

　筆者が主にSSファイルによる円周ファイリングを用いて根管拡大を行う理由は，水平的拡大不足を生じさせないためであると述べた．Hファイルによる円周ファイリングを主体とすることで，根管上部で干渉する歯質を削合しながら根管壁全体にくまなくファイルを接触させたいという考えである（図39）．

　回転運動のみで拡大を行った場合，イスムスやフィンの存在は水平的拡大不足を招く大きな要因となり，水平的な入口が狭い部分を広げていくには，サイズの小さなHファイルを用いて水平的に食い込みを感じる方向に向かってかき上げる操作がもっとも適している（図40，41）．イスムスは上顎小臼歯に高頻度で認められるが，上顎大臼歯近心頬側根や下顎前歯，大臼歯の近遠心根など複根管性の歯のすべてに存在し，複雑に連絡している可能性がある．つねにそのことを探る意識をもって根管拡大を行うことが重要である（図42）．

▶水平的根管拡大のポイント

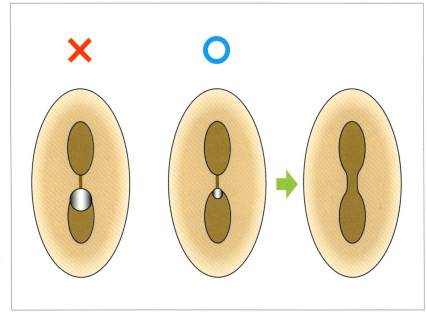

図39　イスムスを拡大する際にはサイズの大きなHファイルを用いても食い込んでいかない．サイズの小さなHファイルを用いて手指で感じるスティッキー感を頼りに水平的に拡大していく．複根管性の歯ではイスムスでつながっていることが多く，その場合の最終拡大形態はひょうたん型になる．

▶イスムスの拡大

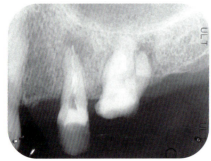
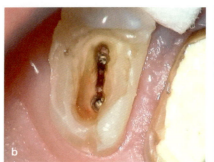
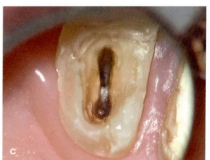
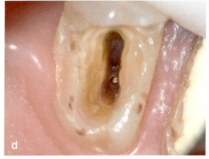
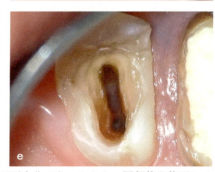

図40a　初診時(2020.7.20)．38歳，女性．5⏋の根管治療を目的に他院より紹介．根尖部透過像を認め，根管内にガッタパーチャポイントが残っている．

図40b〜e　一見して根管口のフレア形成が不十分であったため，同部位を修正しイスムスの連続性を確認した．Hファイルで水平方向にかき上げるように拡大していくと根尖部で2根管はつながり，1根管となった．根中央部の2根管を隔てる歯質は温存している．排膿が止まったため，根管充填を行った．

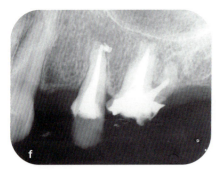
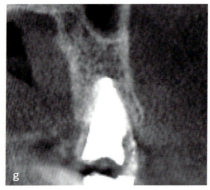

図40f　根管充填時(2020.8.11)．すでに根尖病変は縮小し始めている．

図40g　根管充填より2か月(2020.10.8)．アーチファクトのため非常に太く拡大されているように見えるが，最終拡大のファイルサイズは#50である．症状が消失したため，紹介元に戻っていただいた．

▶複根管の水平的拡大

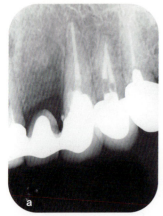
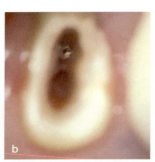
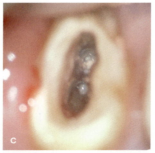
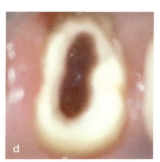

図41a　初診時(2014.6.10)．58歳，男性．左上から膿が出る．⏉4根尖相当部にサイナストラクトを認めた．2根管の拡大がなされており，根尖部で合流しているのがわかる．この治療で経過が悪いのであれば歯根破折の可能性もあることを患者さんに説明した．／図41b〜d　コアを除去し根管治療を開始した．2-2-1の根管形態であったが，2根管を隔てている隔壁部分は薄く，Hファイルを用いて同部位をファイリングしていくと1根管につながった．

図41e　最終的には1-1-1の根管形態となっている（2016.5.6）.
図41f　初診より10年（2024.1.31）．サイナストラクトの再発もなく，根尖部歯周組織は安定している．

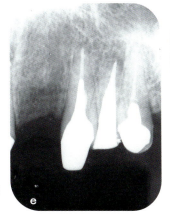
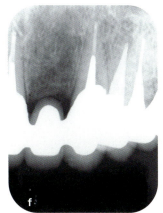

▶下顎大臼歯部のイスムス

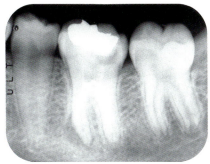
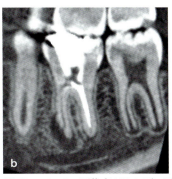
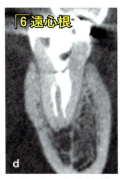

図42a　初診時（2017.5.10）．14歳，女性．「6の自発痛を主訴に来院．近心根に透過像を認め，不良根充がなされていた．

図42b〜d　CT画像（2017.4.13）．近心舌側根は完全に未処置のままであった．近心根，遠心根ともに2根管を有し，それぞれが独立した根管であることがわかる．

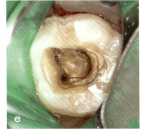
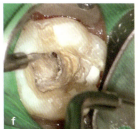
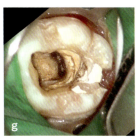

図42e〜g　前医により独立した根管として拡大されていた遠心根の2根管をつなぐイスムスを広げていくと，最終的に1-1-2の形態となった．

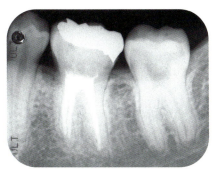
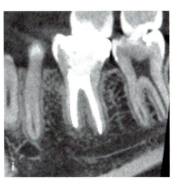
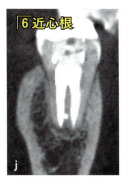
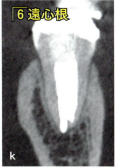

図42h　初診より7年（2024.8.23）．根尖病変は消失し，根尖部歯周組織は安定している．

図42i〜k　近心根は根尖部で一部連絡する形態となり，遠心根のイスムスは根尖付近までつながる形態となっている．

7. 樋状根

　技術的に難易度の高い根形態の1つが樋状根であり，その根管形態は基本的に歯根と相似形の樋状であるが，なかには複根管を連絡するイスムスの延長型ともいえるタイプのものがある．樋状根は下顎第二大臼歯に出現する頻度がもっとも高いことがよく知られており，Fanらは樋状根の根管形態を5つに分類し，アジア人では約30〜45％に認められると報告している(図43)．加えて，同一歯のなかで歯頚部ではC1，根中央部でC2，根尖部ではC1というように根管は複雑に連絡・融合していることがあり，以前はこれらを攻略するためには高い診断力と技術力を要した(図44, 45)．

　しかし，現在では術前にCTによって複雑な根管形態を三次元的に把握することができ，診断面で非常にクリアとなった．そのことにより，根管形成の最終目標形態をイメージできるだけでなく，パー

▶樋状根の分類

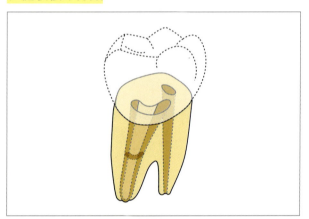

図43a　根管拡大が難しい根管形態の代表選手とでもいってよい樋状根．アジア人の下顎第二大臼歯において，その発現率は実に3本に1本という高確率である［下川公一（監著），倉富覚，（著）．長期経過症例から紐解く根尖病変と骨縁下欠損　その傾向と対策．東京：クインテッセンス出版，2021；116より引用］．

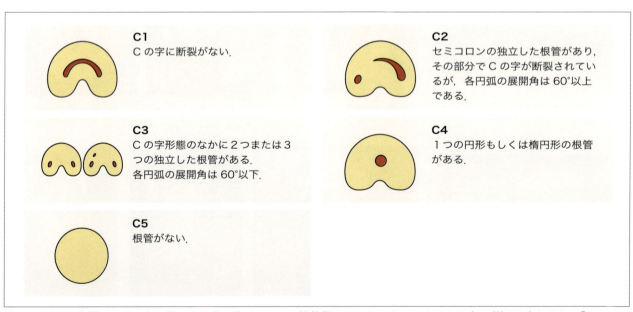

図43b　Fanの分類．アジア人の第二大臼歯の約30〜45％に樋状根がみられ，なかでもC2が多い（約35％）とされる［Bing F, Cheung GSP, Fan M, Gutmann JL, Fan W. C‐shaped canal system in mandibular second molars：Part Ⅱ‐Radiographic features. J Endod. 2004；30(12)：904‐8より引用改変／下川公一（監著），倉富覚、（著）．長期経過症例から紐解く根尖病変と骨縁下欠損　その傾向と対策．東京：クインテッセンス出版，2021；115より引用］．

CHAPTER III　根管形態に起因するもの

▶樋状根

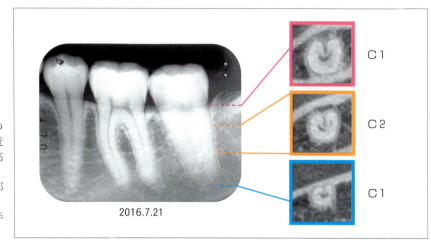

図44　デンタルエックス線画像では`7`の近遠心根は根尖部で収束して円錐形に近い形態を呈し，樋状根である可能性が高いと推測できる．CTを観察してみると，根管口部はFanの分類のC1，根中央部はC2，根尖部はC1の形態をしており，その複雑さに驚かされる．とても人の手で完璧な清掃が行えるとは思えない．

▶前医が3根管を独立して拡大していた樋状根のケース

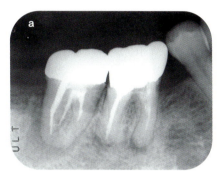
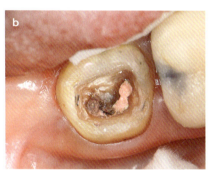
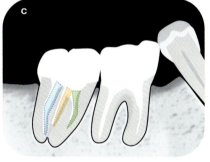
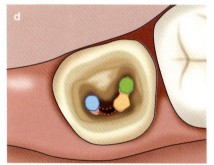

図45a～d　初診時（2008.9.13）．`7`の咬合痛を主訴に来院．`7`には3根管の拡大がなされており，決して不真面目な治療とはいえない．しかし，残念なことに根管はそれぞれ真ん丸に拡大されていた．樋状根を疑わなかったことが，前医が犯したミスであるといえよう．

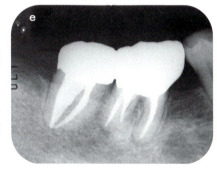
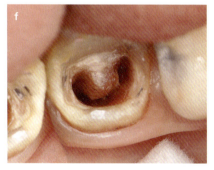

図45e　初診より約12年（2020.10.30）．根尖病変は消失し，根尖部歯周組織は安定している．
図45f　中央部の根管と遠心根を結ぶイスムス部を小さなサイズのHファイルを用いて水平的に拡大していった．最終拡大時にはFanの分類のC2にあたるセミコロン状の根管形態となった．

フォレーションなどのトラブル防止や処置時間の短縮にもつながるため，その恩恵は計り知れないものがある．そこに根管が存在しているとわかっていて歯質を削合するのとそうでないのとでは，安心感がまったく違うからである．

筆者は処置歯が樋状根であることを疑った時点で速やかにCT撮影を行い，根管形態を確認するようにしている（図46）．樋状根は水平的な拡大不足を生じないように注意することがポイントとなるが，最後方臼歯であるため開口量によっては手指によるファイルの動きが規制されることもある．そのようなときには手用ファイルを装着できるエンド用コン

▶ 7̄ 樋状根のケース

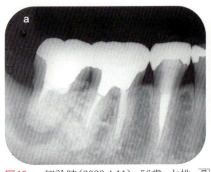
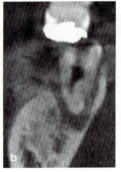
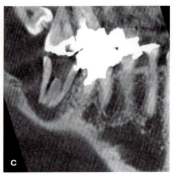
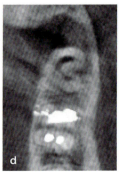

図46a　初診時（2020.4.11）．56歳，女性．7̄ の自発痛と咬合痛を主訴に来院．近遠心根は根尖部で収束して円錐形をしているため，樋状根を疑った．
図46b〜d　GP除去後にCTを撮影し著明な透過像を認めた．水平断で樋状根であることを確認できた（2021.1.9）．

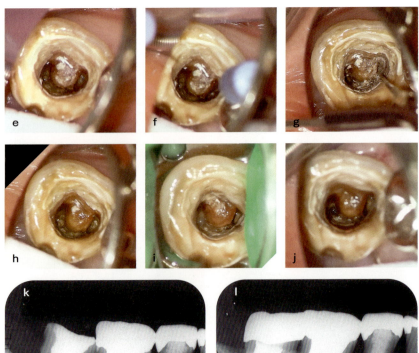

図46e〜j　内部の見取図を手に入れてから攻略すれば，そうでない場合に比べて安心して歯質を削合できる．安全かつ効率的に樋状根の根管治療を行うためにCTは必須である．

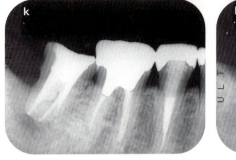
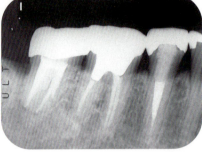

図46k　根管充填時（2021.4.20）．根管口部はFanの分類のC1，根中央部はC2，根尖部はC3の形態であった．
図46l　初診より4年（2024.3.1）．7̄ にはアップライトを行い，遠心に骨縁下欠損を認めるが，根尖病変は消失している．現在はSPTとナイトガードで対応している．

トラを使用することが多い（図47）．

　樋状根では，根管と相似形に樋状に拡大する難しさもさることながら，根尖部に垂直的なアンダーカットが存在する場合も機械的清掃が難しい．垂直的なアンダーカットが存在する根管形態として前歯のリンガルショルダーがよく知られている（図48）．その部分の歯質を削合しなければ舌側の根管壁にファイルを接触できず，水平的な拡大不足を生じてしまう．前歯のリンガルショルダーは歯質が厚いため削合できるが，樋状根根尖部の頬側方向に張り出した歯質は紙のように薄く，削合すればたちまちパーフォレーションを起こしてしまう．極力歯質を温存し，GPリムーバースピアーなどを用いてアンダーカット部の起炎因子を丁寧に除去するしかない（図49）．

　また，樋状根は下顎第二大臼歯だけでなく，複根管が融合して単根管となっている歯に存在することも多いため，「根管が少なくてラッキー」と浮かれることなく，樋状に根管形成を行うことを忘れてはならない（図50）．

CHAPTER III　根管形態に起因するもの

▶樋状根への対応

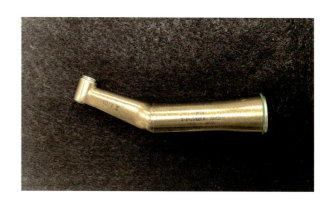

図47　筆者が使用しているエンド用コントラアングル：Ti-Max Ti45（NSK）．手用ファイルを装着し上下運動（0.4mm）の動きをする．現在は生産中止となっているが，他社から同様の製品が出ているようである．樋状根だけでなくイスムス部の拡大などにも使用している．

▶前歯における解剖学形態の注意点

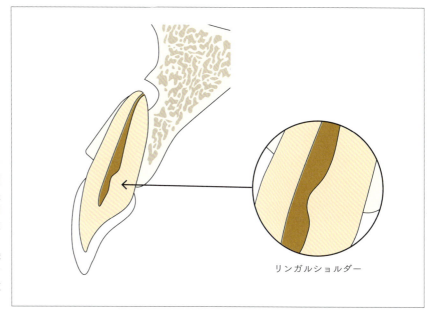

図48　前歯部の根管口部にみられるリンガルショルダー．このこぶ状の隆起を削合しなければ，根尖部の口蓋側（舌側）根管壁にファイルが接触しない．これと同様の隆起が樋状根根尖部の舌側にも存在する［下川公一（監著），倉富覚，（著）．長期経過症例から紐解く根尖病変と骨縁下欠損　その傾向と対策．東京：クインテッセンス出版，2021；142より引用改変］．

▶樋状根根尖部に存在するアンダーカット

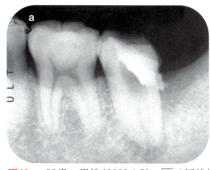
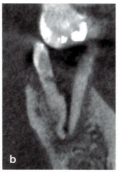
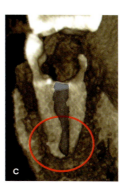
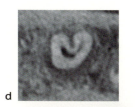
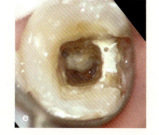

図49a　33歳，男性（2023.1.5）．7̲は樋状根であった．
図49b〜d　CTの冠状断像では，舌側からリンガルショルダー様に歯質が張り出しており，その部位より根尖側がアンダーカットとなっている．CTでは歯質に厚みがあるように見えるが，実際には削合すれば簡単にパーフォレーションを起こしてしまうほど薄い場合が多い（2023.1.23）．
図49e　舌側から張り出した歯質は一切削合せず，頬側の歯質を削合してアクセスキャビティを広げていくイメージである．

▶ 複根管が融合しているケース

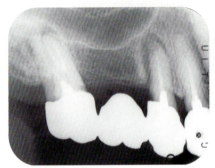
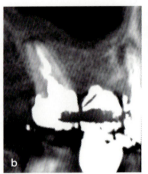
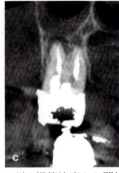
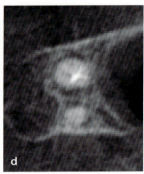

図50a 初診時(2019.10.1). 77歳, 女性. 7|の咬合痛を主訴に来院. 7 5|の根尖部に透過像を認めた. 5|の透過像には歯根破折の可能性もしくは咬合性外傷の要因が含まれていると診断した.

図50b〜d ブリッジを除去して7|の根管治療から開始した. 7|は頰側根と口蓋根の2根管であった. 面倒な近心頰側根がないことに, ついラッキーと思ってしまう.

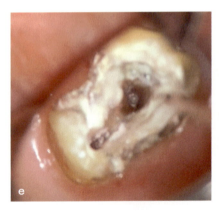
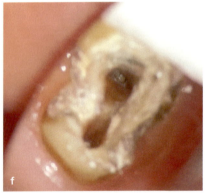

図50e, f 頰側根は前医により丸く拡大されていた. 頰側根が近心根と遠心根に分岐していない劣形根では扁平ないし樋状を呈することが多い. 頰側根を近遠心方向に広げるイメージで根管拡大を行った.

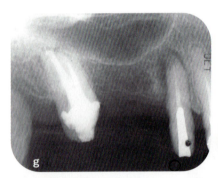
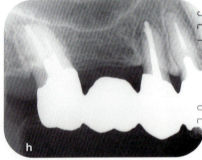

図50g 根管充塡時(2020.5.28). 2根管の根充のうち遠心に見えるのが頰側根である. 近遠心的に十分な拡大を行っているのがわかる.

図50h 初診より5年(2024.3.15). 7|の根尖病変は消失している. 5|には著しい歯根吸収があったためであろうか, 正常像には回復していない.

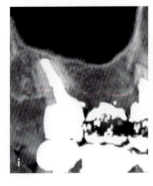
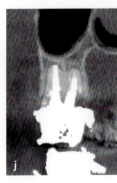
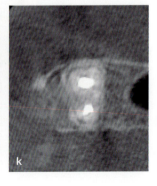

図50i〜k CT画像(2023.5.9). 骨梁と上顎洞の含気性の回復を認める. 水平断像でも頰側根が歯根外形と相似形の楕円形に拡大できていることがわかる.

8. 根管の合流

　根尖病変が存在する複根管性の歯において根管が根尖部で合流するパターンのケースは，難症例となる場合がある．Vertucciの分類のType IIあるいはType IIIがこれに相当する（図51）．これらの形態は根尖部で1根管に収束するため，ファイルで根管拡大を行う限り，2根管の合流部に除去できない部位が宿命的に生じてしまう（図52）．かといって，この手の根管形態の歯内療法の予後が特段に悪いイメージはないだろう．

　最終的に1根管となった根尖孔を緊密に根充し，根管内に残存した起炎因子を確実に封じ込めることができれば，しばらくは問題を起こすことはない

▶Vertucciの分類

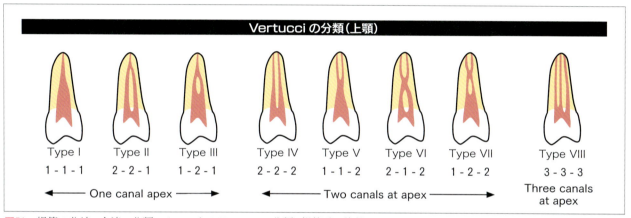

図51 根管の分岐・合流の分類の1つであるVertucciの分類．根管系は複雑であり，すべてのパターンを網羅できるものではない．しかし，基本形としてこれを頭に入れておき，治療をしている歯がどのタイプに近いのかをイメージしながら治療を行う．根管口−根中央部−根尖部の根管数を示す［Vertucci FJ. Root canal morphology and its relationship to endodontic procedures. Endodontic Topics 2005；10(1)：3-29より引用改変／下川公一（監著），倉富覚、（著）．長期経過症例から紐解く根尖病変と骨縁下欠損　その傾向と対策．東京：クインテッセンス出版，2021；124より引用］．

▶複根管が根尖部で合流する形態（Vertucciの分類Type II）

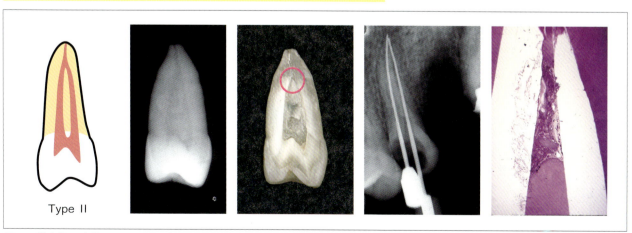

図52 根尖部で合流するタイプの根管．ファイルを歯冠側から挿入していく以上，根尖部の合流部直下には必ず拡大できない部分が残る．根尖が吸収していなければ，最狭窄部で何とかシールできるため抜髄処置では大きな問題とはならないかもしれないが，起炎因子は根管内に封じ込められた状態となる［下川公一（監著），倉富覚、（著）．長期経過症例から紐解く根尖病変と骨縁下欠損　その傾向と対策．東京：クインテッセンス出版，2021；124より引用］．

▶Vertucciの分類Type IIのケース

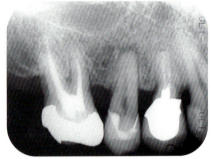

図53a 初診時（2021.6.17）．47歳，女性．5⏌の自発痛を主訴に来院．根尖部に透過像を認めた．歯髄腔が根尖部で不明瞭となっているため，その部分で分岐や合流があると推測したうえで根管治療を開始した．

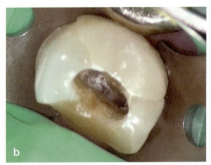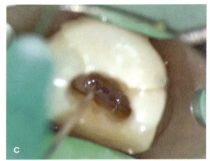
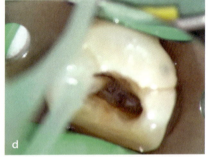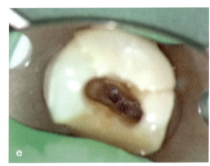

図53b〜e 頬側根と口蓋根間のイスムス部を追及していくと，2根を隔てる隔壁が残った．ファイルの植立方向から根尖部で合流している可能性が高いと判断した．根管洗浄を行った際に，一方の根管をエンド用サクションで吸引しただけで，もう一方の根管に貯留した洗浄液まで吸引されれば根尖部で交通している証となる．

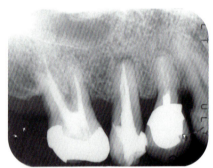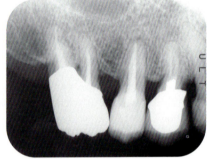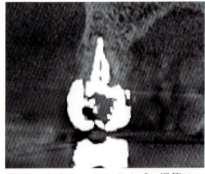

図53f 根管充填時（2021.9.21）．2-2-1の根管形態で根管拡大を終え，根充を行った．

図53g 初診より3年（2024.2.29）．2根管の合流部にはおそらく起炎因子が残っていることが考えられるが，合流後の1根管部分で何とか封鎖することができているため，結果オーライの症例だといえる．

図53h しかし，このタイプの根管はこのようにしか拡大できず，経過観察を続ける必要がある．

（図53）．うまくいけば根尖部に硬組織の添加も起こるかもしれないが，残念ながらその封鎖が永遠に続くとは限らない．咬合力の過重負担や矯正力などによって歯根はいとも簡単に吸収を起こし，そのシールは消滅してしまうのである．それが発端となって，根管内に封じ込められていた抗原が生体に暴露されることとなり，急性炎症を生じたと思われるケースを呈示する（図54）．

通法の処置では根管内からの滲出液が止まらなかったため，最終的に根尖部に存在する2根管を隔てる橋梁様の薄い硬組織を削合して起炎因子の除去を図った．肉眼での器具操作は不可能な部位であるため，拡大鏡下での操作が必須となる．上顎第二大臼歯においても複数根管が根尖部で収束している形態は珍しくない（図55）．各根管を隔てるように存在する中州状の歯質を削合すれば起炎因子の除去が容易となるが，この部分は建築物の梁にあたる構造であり，除去することで歯の強度が低下するおそれが

CHAPTER Ⅲ　根管形態に起因するもの

▶慢性炎症が急性炎症に転たケース

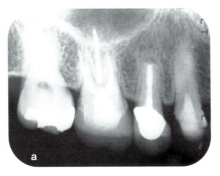
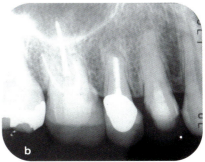

図54a　初診時(2008.10.4)．36歳，女性．5⏌の根尖部に透過像を認めたものの症状はなく，経過観察とした．

図54b　初診より2年(2010.9.4)．5⏌の透過像に変化はない．

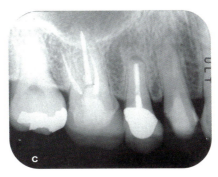
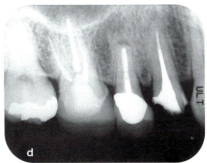

図54c　初診より3年(2012.1.19)．⏌4のHJC破損にともない，⏌4の根管治療を行うこととした．

図54d　⏌4根管充填時(2012.3.29)．5⏌に目立った変化はない．

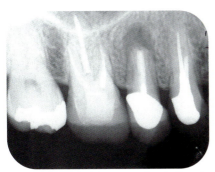
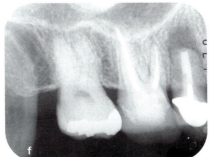

図54e　再初診時(2015.1.21)．初診より4年目までほぼ変化のなかった5⏌の自発痛を訴え来院された．5⏌の炎症性歯根吸収が進行し，根尖部透過像は増大している．

図54f, g　偏心撮影画像と同拡大写真．質の良い2根管の根管治療がされた根充像に見える．

図54h　根尖病変を認めるも安定していた5⏌の根尖病変が突然増悪した原因は，何らかの理由により根尖部のシールが吸収し，根管内に封じ込められていた起炎因子が生体内に暴露したからではないかと考えられる．思い当たるふしとしては，筆者が⏌4に新製したHJCの破損を防ぐために側方ガイドを若干甘くしたことである．このことで5⏌に側方力がかかるようになり，脆弱な根尖部のシールが失われたのではないかと推測する．

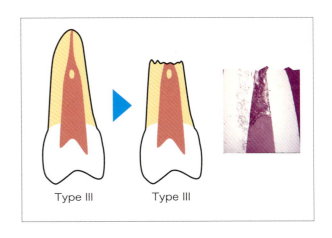

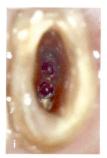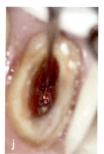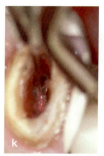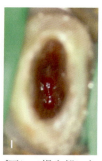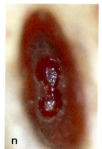

図54i〜l 滲出液が止らない状況が続いたため，マイクロスコープ下にて根尖部に存在する厚さ1mm程度の隔壁を削合した．このことにより器具の操作性が高まって起炎因子を除去することができ，滲出液は消失した．

図54m 盲目的に行った根管拡大．

図54n マイクロスコープ下での最終拡大．双眼鏡のような根尖孔の形態からひょうたん型の根尖孔の形態となっている．

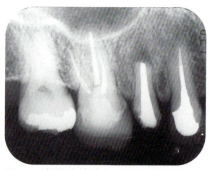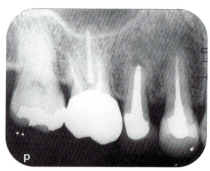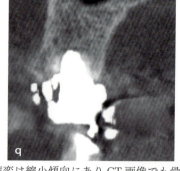

図54o 根管充填時（2015.10.28）．最終的には1-1-1の根管形態で根管形成を終えた．

図54p, q 再初診より9年（2024.3.1）．根尖病変は縮小傾向にありCT画像でも骨梁の回復を認める．隣在歯や反対側の補綴装置の咬合の与え方で脆弱な根尖のシールはいとも簡単に失われる．無症状だった失活歯が急性発作を起こすことがあるのは，間接的に力の影響を受けた結果であると考えられる．

ある．

われわれが目指す歯科治療の最終ゴールは「より美しく，何でも咬めて，快適に，丈夫で，長持ち」であり，患者さんがお口のことで悩まずに一生涯を通じて健康に過ごせるお手伝いをすることである．歯内療法の先にある補綴操作と歯のLongevityを考慮し，原則的に梁構造を温存して歯内療法を行うようにしている（図56）．その半面，この部分を温存することで機械的な拡大が不完全となりやすいため，Er：YAGレーザーを用いて徹底的な根管洗浄を行っている．チップの挿入位置はphoton induced photoacoustic streaming（PIPS）に準じ，根管口付

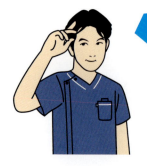

POINT!

根尖部で複根管が合流する根管形態のものは，根管内に起炎因子を封じ込めた状態にしかできないことがある．咬合などの影響により根尖の封鎖状態が変化すると，しばらく安定していたものでも急激に根尖部歯周組織の状態が悪化することがある．そのような根管形態の治療歯はとくに注意深く経過観察をしておかなくてはならない．

CHAPTER Ⅲ　根管形態に起因するもの

▶根尖部で複根管が合流するケース

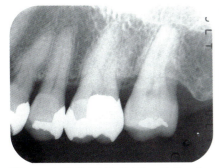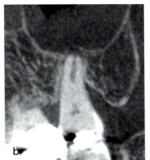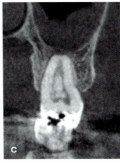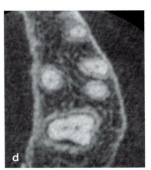

図55a　初診時(2019.10.15)．64歳，女性．|7の自発痛と咬合痛を主訴に来院．デンタルエックス線写真では根尖部透過像を確認できなかった．

図55b〜d　CT画像(2019.11.14)．|7の根尖病変が原因である歯性上顎洞炎と診断した．|7は2根管で2-2-1の根管形態を呈している．

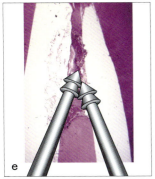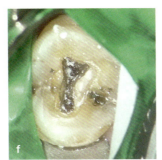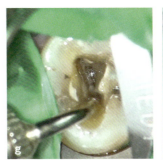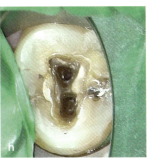

図55e〜h　頬側根と口蓋根を隔てる歯質はCT画像のとおり厚みがあり，当然これを温存した状態で拡大を行った．根尖付近の合流部にはGPリムーバースピアーなどを用いたが，残存歯質による規制があり機械的清掃に不安が残る状態だった．根管洗浄を目的としEr：YAGレーザーを使用したところ，驚くほどの削片や汚れが浮き上がってきた．

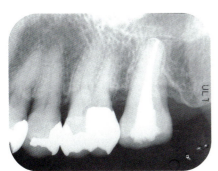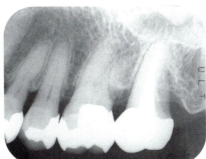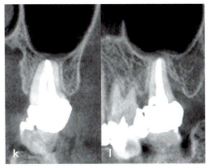

図55i　根管充填時(2020.1.6)．Er：YAGレーザーを用いて根管洗浄を行った後に根管充填を行った．

図55j　初診より5年(2024.3.19)．症状は消失し，問題なく機能している．

図55k, l　初診より3年(2022.5.6)．術前にデンタルエックス線画像では根尖病変を確認できなかったため，CT画像で治癒の確認を行った．上顎洞の含気性も回復している．

近までとしている．なお，日本の薬機法ではLaser-Activated Irrigation(LAI法)は適応外使用となるが，LAI法の有効性を唱える論文は世界的に多く存在する．根管治療中の経過観察のなかで症状の改善が認められないときには，より確実に機械的清掃ができる環境をつくる目的で，やむなく図54のケースのように削合を行うこともある．

▶根尖部で3根管が合流するケース

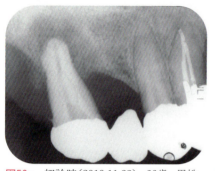
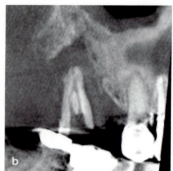
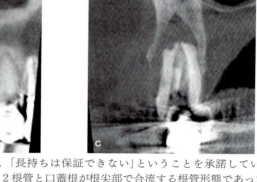

図56a　初診時(2019.11.22)．66歳，男性．7⏌に根尖病変を認めた．頬側の歯周ポケットが深く，根尖近くまでプローブが入る状況であったが患者さんは保存を強く希望された．

図56b, c　CT画像(2020.4.2)．「長持ちは保証できない」ということを承諾していただき，根管治療を開始．頬側の2根管と口蓋根が根尖部で合流する根管形態であった．

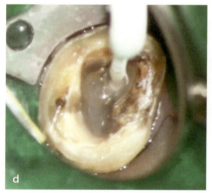
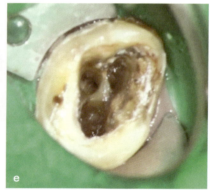

図56d, e　3根管を隔てる梁構造の歯質を温存し，ソニック洗浄法を用いて機械的清掃を補完した．髄室内の画像で見える3根管は根尖部付近で合流している．

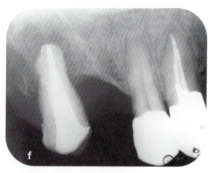
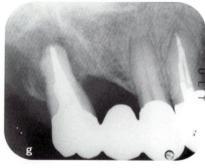

図56f　根管充填時(2020.6.26)．根管内の腐敗臭が消失し根管充填を行った．

図56g　初診より3年(2023.3.2)．依然として深い歯周ポケットが残存しているが，SPTで対応している．エンド由来の透過像は縮小傾向にある．

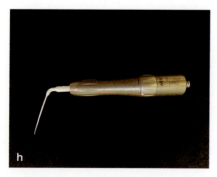
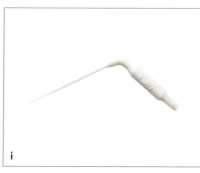

図56h, i　ソニック洗浄法に用いているエアースケーラーとEDDY®．ユニットのタービンのチャックに挿せるため，簡便に効果的な根管洗浄を行うことができる．
図56h　エアースケーラーTi-Max S970(ナカニシ)．
図56i　EDDY®(VDW)．

9. 根管の分岐

　根管が分岐しているケースでは，根管分岐の位置によってある程度の難易度が決定づけられる．当然のことながら分岐の位置が歯冠側に近いほど副根管の根管口を探索しやすく，根管拡大もさほど難しくない．しかし，分岐の位置が根尖部付近となると副根管の探索自体が至難の業となり，それに続く根管拡大，根管充填にも高いテクニックが要求される．

　根管分岐の診断は，未処置根管であればデンタルエックス線画像によって術前に見当をつけることができるケースがある（図57）．しかし，根尖部で大きく湾曲している根管も同じ画像と見えるため，最終的にはCTによる確認が必要となる場合が多い．なかには側枝的なものもあり，術者も気づかずに主根管のみの処置で問題なく経過している症例も山ほどあると思われるが，感染根管処置では分岐した副根管が原因根となっているケースもあるため，副根管を狙って根管拡大ができるスキルを磨いておかなくてはならない．

　歯内療法を行うすべての歯にCT撮影を行うことは合理的ではないし，倫理的にも許容されない．そのため，筆者の臨床では通法で症状が改善されない場合に原因を探る目的でCT撮影を行った結果，根尖部の分岐根管を発見できたというケースがほとんどである（図58）．また，主根管の根尖孔を穿通した後にHファイルを用いて行う円周ファイリングの際に，予期せぬファイルの食い込みを触知することがある．そのような場合にも根尖部に分岐した副根管があることを疑ってCT撮影を行うが，高い確率で副根管が存在することが多い（図59）．

　処置はマイクロスコープ下でエンド用超音波ファイルを併用して，慎重に探索を行う．分岐の角度が下顎第一小臼歯の"h型"根管ほど急ではないため，分岐根管を発見さえできれば，テクニック的にさほど難しくはないように思える．

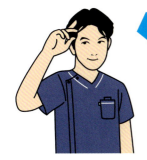

POINT!

　感染根管処置を行えば通常治療中に症状の改善を認めるが，経過が芳しくないケースでは，垂直的なファイルの到達度とイスムスやフィン部の水平的拡大を見直すことから始める．それでもなお改善しない場合にはCTを撮影したほうがよい．未処置副根管や根管分岐が思わぬ所に存在していることがあり，CTで明らかになることが多い．

▶根尖部で根管分岐を認めたケース（根管未処置歯）

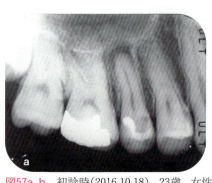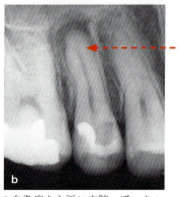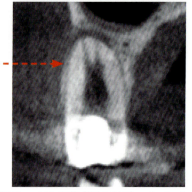

図57a, b　初診時(2016.10.18)．23歳，女性．5⏌の自発痛を主訴に来院．デンタルエックス線画像で歯髄腔は根尖部で急激に不明瞭となっている．赤い矢印の部位で分岐湾曲の可能性があると考えた．

図57c　CT画像(2017.7.10)．1-1-2の根管形態であることがわかった．分岐が根尖側に近いほど，根管拡大と根管充填の難易度が高くなる．

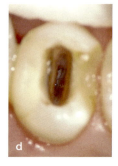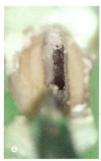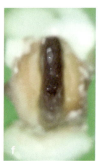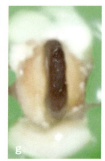

図57d～g　根尖部の分岐部をしっかりとマイクロスコープで視認できるよう，アクセスキャビティを形成．ファイリングは手用ファイルで行うため，どちらの根管にファイルが挿入できているかは，手指感覚とファイルの植立方向で判断し，拡大視野下で適宜確認をしていった．

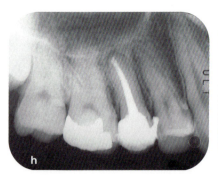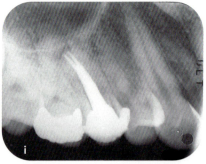

図57h, i　根管充填時(2017.1.27)．根充時は偏心撮影を併用し，2根ともしっかりと根充できていることを確認した．

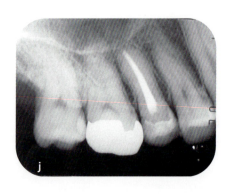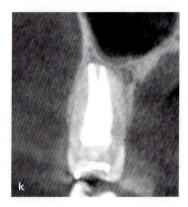

図57j　初診より8年(2024.1.12)．根尖病変は消失し，上顎洞底線は明確となっている．

図57k　CT画像(2019.12.16)．理想的な根充像となっている．このようなケースではCTとマイクロスコープが非常に有用である．

CHAPTER III　根管形態に起因するもの

▶根尖部で根管分岐を認めたケース（既根管処置歯）

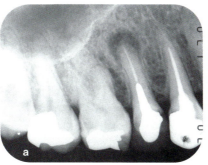
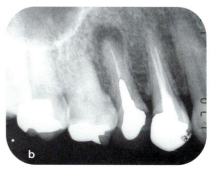

図58a, b　初診時（2016.10.18）．38歳，女性．5⏌の根尖部腫脹を主訴に来院．正方線と偏心撮影を行ったが，すでに根管充填がなされているため，図57のように根管形態を予測することができなかった．

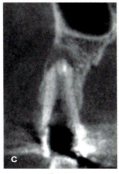
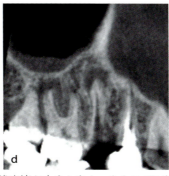
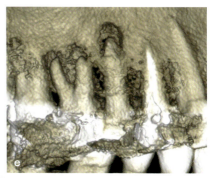

図58c〜e　根尖孔までファイルは穿通できたが，滲出液が止まらなかったためCTを撮影すると，根尖で2根管に分岐し，口蓋側にシーラーが残っていることがわかった．6⏌は無症状であったが失活していることが判明した（2019.10.11）．

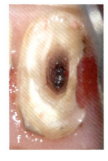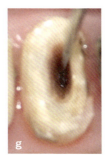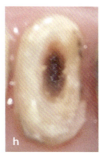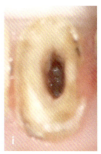

図58f〜i　マイクロスコープ下でエンド用超音波チップ（AMファイル25mm #15：SATELEC社）を使用し，根尖部で分岐している口蓋側の根管の入り口の起点を形成した．ファイルが食い込んでいく手指感覚が得られたため，手用ファイルで2根管の拡大を行ったところ，滲出液が止まり根管充填を行った．

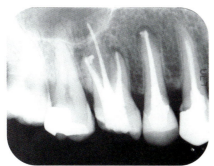
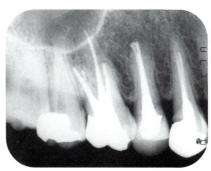
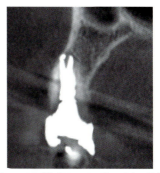

図58j　その後6⏌の根管治療を開始し，根管充填を行った（2020.6.25）．

図58k　初診より8年（2024.3.15）．5⏌の透過像は縮小傾向にある．

図58l　CT画像（2023.4.20）．5⏌は理想的な根管充填像となっており，骨梁の回復を認める．このケースでもCTとマイクロスコープが有効であった．

▶ **根尖部で根管分岐を認めたケース**

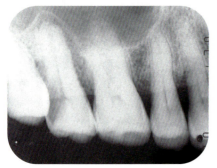
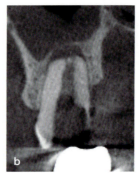
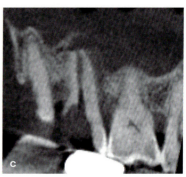

図59a　初診時（2019.6.17）．73歳，男性．7⏋の自発痛を主訴に来院．根管は頰舌径の大きな1根管であった．根尖まで簡単にファイルは到達したが，滲出液が止まらない状況が続いた．

図59b, c　#15のHファイルによる円周ファイリングをしていると，不意にどこかにスポッと入る場所があった．CTを撮影したところ，歯性上顎洞炎を呈しており，7⏋には根尖孔付近で分岐している根管を確認できた（2019.10.14）．

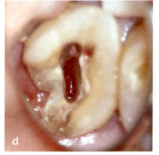
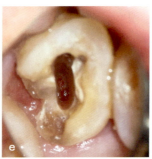
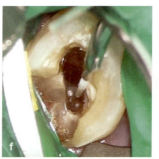
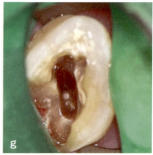

図59d～g　このケースでもマイクロスコープ下で直接根尖部付近を視認しながら副根管を拡大していった．開口量が小さかったこともあり，ファイルが根管壁の全周に接触できているか不安が残ったため，Er：YAGレーザーを用いて根管洗浄を行った．PIPSの術式に則り，根管口付近にレーザーのチップ先端を挿入すれば，根管内全体に十分な洗浄液の灌流を図れる．

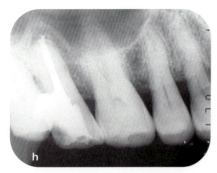
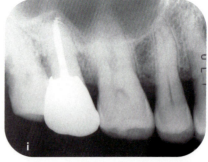

図59h　根管充填時（2019.12.10）．緊密な根管充填像となっている．

図59i　初診より3年（2022.4.17）．5⏋の透過像は縮小傾向にあり，上顎洞底線は明確となっている．

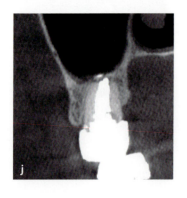
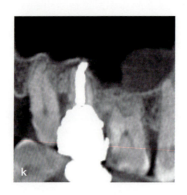

図59j, k　アーチファクトの影響で根尖部は1根管に見えるが，根管分岐部を温存し2根管の根充を行っている．上顎洞の含気性は回復し，根尖病変は消失している．このケースもCTとマイクロスコープなしでは良い結果を残せなかったかもしれない（2021.12.6）．

10. 歯内歯

臨床で歯内歯に遭遇する機会はほとんどないと言ってよいだろう．事実，筆者の約30年の臨床経験のなかでたった1度しかお目にかかったことがない．出現率は0.04～10％と低く，全歯種のなかでは上顎側切歯の出現率が圧倒的に高いという報告がある[3]（図60）．Oehlersによれば，「歯内歯は歯の内部のエナメル質陥入の深さに応じて3つのタイプに分類することができ，TypeⅠでは，陥入は盲嚢として終わり，歯冠部に限定される．TypeⅡでは，陥入はセメント-エナメル境を越えて広がり，主根管内に保持される．TypeⅢは，陥入が根管内部全体に広がり，根尖部領域に到達し，2つ以上の根尖孔を生じさせる」としている（図61）．

歯内療法で難症例となるのはTypeⅡ，TypeⅢである．まずは陥入部のエナメル質を削合し，歯髄腔に穿孔させることから始めなければならないが，中央部を根尖に向かってひたすら削合し続けても歯質が小柱状につながっているため，ある程度の深さで斜め側方に切削方向を変える必要がある．1点突破することができたら円を描くイメージでバーを水平的に進め，つらら状の歯質を一塊として除去したいところである（図62）．

陥入部外側の歯質はエナメル質のため，スチール製のラウンドバーでは歯が立たない．かといって根中央部でタービンを使うのはリスクが高いため，マイクロスコープ下でダイヤモンドがコーティングされたエンド用超音波チップを使用した．最終的に残った根尖孔につながる小柱構造を除去して根尖孔を確認できれば，あとは通法に従って拡大すればよい．根管拡大後は歯質が菲薄となるため，歯根破折を惹起しないよう補綴設計に留意する．歯内歯はめったに遭遇しない根管形態であるが，出会ったときには非常に厄介な根管形態であるため，症例を呈示させていただいた．読者諸氏が歯内歯を攻略する際の参考になれば幸いである．

▶歯内歯

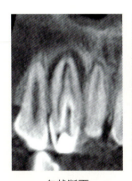
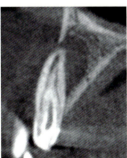
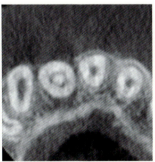
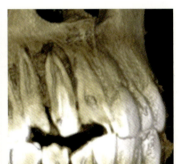

矢状断面　　冠状断面　　体軸断面

歯冠部の象牙質の一部が表層のエナメル質とともに歯髄腔内に深く陥入した歯の形態異常．歯髄疾患などから根尖性歯周炎に進んだ場合，根管治療が困難で抜歯に至る症例も多い．

［道健一（監・編），佐藤廣，白数力也，又賀泉，山根源之（編），口腔顎顔面疾患カラーアトラス．京都：永末書店，2000より］

図60　筆者が一度だけ遭遇した歯内歯のケースも上顎側切歯であった．CTを撮影しても根管内をイメージできない不可解な画像である．

▶ Oehlersの分類

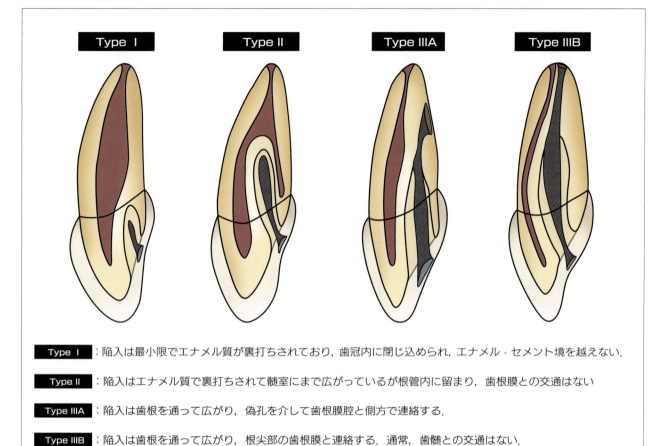

Type I	：陥入は最小限でエナメル質が裏打ちされており，歯冠内に閉じ込められ，エナメル-セメント境を越えない．
Type II	：陥入はエナメル質で裏打ちされて髄室にまで広がっているが根管内に留まり，歯根膜との交通はない
Type IIIA	：陥入は歯根を通って広がり，偽孔を介して歯根膜腔と側方で連絡する．
Type IIIB	：陥入は歯根を通って広がり，根尖部の歯根膜と連絡する．通常，歯髄との交通はない．

図61　Oehlersの分類［Oehlers FA. Dens Invaginatus(dilated composite odontoma). I. Variations of the invagination process and associated anterior crown forms. Oral Surg Oral Med Oral Pathol. 1957；10(11)：1204-18より引用改変］．

▶ 臨床例

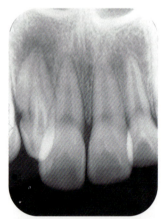

図62a　初診時(2013.12.14)．14歳，女性．|2 の自発痛と根尖部の腫脹を主訴に来院．急性根尖性歯周組織炎と診断した．

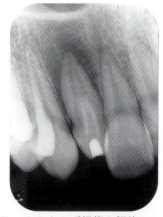

図62b　とりあえず根管を解放しようとしたが，エナメル質が髄腔まで陥入しており，ファイルを穿通できなかった(2012.12.28)．

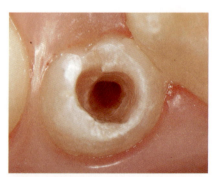

図62c　髄室内を示す．エナメル質が根管内に陥入している．

CHAPTER III 根管形態に起因するもの

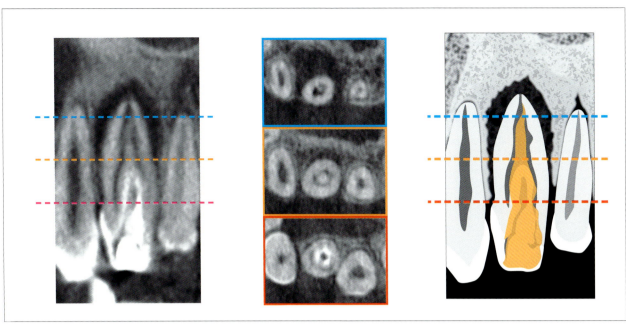

図62d 2⏌の根管口部，根中央部，根尖部の水平断画像を示す（2023.12.28）．根管内に陥入しているオレンジ部の歯質をすべて除去しなければ，髄腔内をくまなく清掃できない．

図62e, f コントラアングルに装着したスチールバーでは歯が立たず，タービンはリスクが大きい．ダイヤモンドコーティングされたエンド用超音波チップ（Ｅ７Ｄ：ナカニシ）をマイクロスコープ下で使用し，根管内に陥入しているエナメル質の削合を行った．

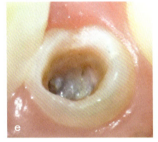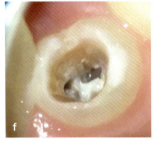

図62g～i 根尖に向かって髄腔内をつらら状に伸びるエナメル質をすべて除去し，根尖孔を視認することができた．

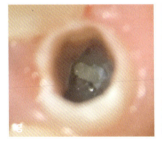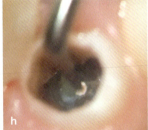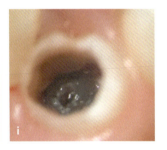

図62j～l 根管形成終了時（2014.12.27）．髄腔内の構造は通常の根管と変わらない状態になっている．

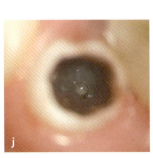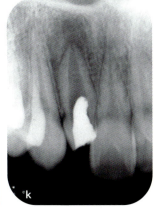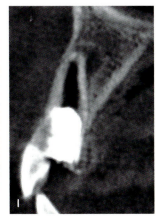

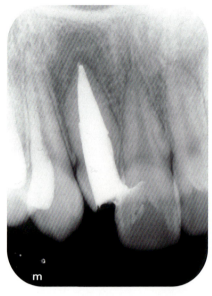
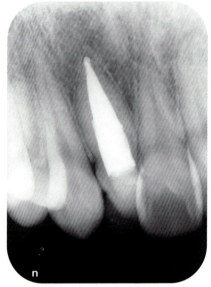

図62m 根管充填時(2014.12.27). 緊密な根管充填像となっている.

図62n 初診より9年(2022.3.31). 根尖病変は消失し,歯根膜腔は薄く均等な幅に回復している. どうしても歯質が薄くなるため,根管内にポストで維持を求めることは避けたいところである.

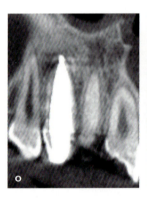
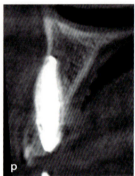
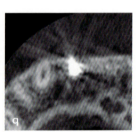

図62o〜q CT画像(2015.4.23). アーチファクトの影響でさらに歯質が薄く見えるが,現在のところ安定している. 中学生だった患者さんは看護師になり,今まで以上に経過観察に来院してくれなくなった.

参考文献

1. Domenico Ricucci, José F. Siqueira Jr(著). 月星光博,泉英之,吉田憲明(監訳). リクッチのエンドドントロジー. その時,歯髄に何が起こっているのか？世界でもっとも美しい組織像と臨床画像でわかる最新のエンド. 東京：クインテッセンス, 2017.
2. Nair PNR. Microbial status of apical root canal system of human mandibular first molars with primary apical periodontitis after "one-visit" endodontic treatment. Oral Surg Oral Med Oral Pathol Oral Radiol Endod. 2005；99(2)：231-52.
3. Hartup GR. Dens invaginatus type III in a mandibular premolar. Gen Dent. 1997；45(6)：584-7.
4. Hovland EJ, Block RM. Nonrecognition and subsequent endodontic treatment of dens invaginatus. J Endod. 1977；3(9)：360-2.

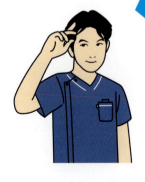

> 歯内歯の根管治療を行う際には，Oehlersの分類のいずれのタイプに相当し，どの部分がオリジナルの歯髄腔で，どの部分が陥入部であるかをイメージしなければならない. 削合すべき歯質の範囲を想定できれば，通常の根管治療と変わりはないが，歯質が菲薄となってしまうため補綴装置の設計に注意を要する. 頻度としては少ないが，遭遇した際にはCTを併用し，慎重な診査を行う必要がある.

CHAPTER

IV

人為的な要因に起因するもの

はじめに

前章で触れたような複雑な根管形態を有している
ケースは，未処置の状態でも最初から難易度が高い．
それに対し，過去に受けた治療が原因で理想的に歯
内療法を行えない場合がある．「これは前の先生の
せいです」とも言えず，患者さんに対して何とも歯
切れの悪い説明となってしまうことも多い．誰が
やったかはさておき，目の前の患者さんにベストを
尽くして長期的な歯の保存ができる環境づくりに取
り組むしかない．この章では人為的な要因のために
通常の歯内療法が難しいケースへの対応を呈示して
みたい．

1. 長い根管内ポスト

時に再根管治療に介入する気が失せるほど長い根
管内ポストが装着されているケースがある．教科書
的にはいまだに理想的なポストの長さは歯根長の
2/3と明記されているが，再根管治療にとって長
いポストは著しい障害となる．

合着用セメントの性能が向上しているため，その
ような長いポストは不要ではないかと感じているの
は筆者だけであろうか．学会や大学レベルで見直し
てほしいところである．また，根管治療を不真面目
に終わらせている先生に限って，ポストの長さだけ
はしっかりと基本を守っていることも理解しがたい
点である．

（1）メタルコア

メタルコアの除去の原則は**ポストを削合せずに一
塊として除去すること**である．除去の方法には，2
本のマイナスドライバーを用いるダブルドライバー
法や超音波装置などを用いる方法などさまざまある
が，筆者はもっぱら兼松式合釘除去鉗子の内鉗子を
用いている（図1）．臨床実感としてメタルコアの除
去が必要な症例の2/3くらいはこの器具で外せる
ように感じるが，力を入れすぎると歯根破折を惹起
してしまうため，絶対に過度な力が歯質にかからな
いように注意を払う必要がある．

兼松式鉗子を用いてもびくともしない場合には，
仕方なくマイクロスコープ下でカーバイドバーや超
音波チップなどを用いてポストを削合している．い
ずれにしても金属性のポストであれば，金属と歯質
の境界がはっきりとしているため，拡大鏡下であれ
ば時間がかかっても最終的に除去できる可能性が高
い（図2）．

現在でも筆者の臨床ではメタルコアが主流である
が，歯根破折防止のための原則をしっかりと守りさ
えすれば，メタルコアそのものは世間でいわれてい
るほど悪者ではないと考える．そのことに関しては
次章で詳しく述べたい．

CHAPTER IV　人為的な要因に起因するもの

▶メタルコアの除去

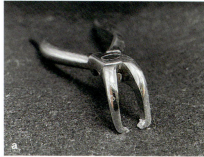
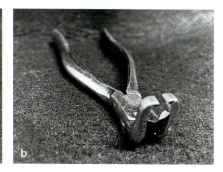

図1 a, b　メタルコア除去に使用している兼松式合丁撤去鉗子（木村鉗子製作所）．内鉗子のみを使用している．

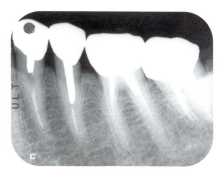
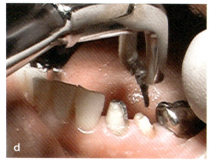

図1 c, d　コアと歯質の間の全周にスリットを入れて鉗子を握るだけで，根管内歯質を削合せずにコアを一塊として除去できる．

▶メタルポストの除去

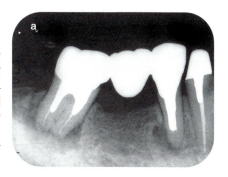
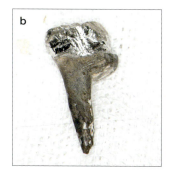

図2 a, b　初診時（2012.11.12）．59歳，女性．右下の奥歯がうずく．$\overline{7\,5}$に根尖病変を認め，太くて長いポストが装着されていた．このようなケースでポストを削合してしまうと，パーフォレーションや将来的な歯根破折を惹起してしまうことにつながる．兼松式鉗子を用いてメタルコアを一塊として除去した．

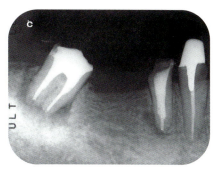
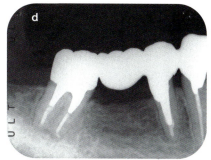

図2 c　根管充填時（2013.4.2）．根管治療を行い，筆者にとっていまだにベストの選択肢であるメタルコアで修復を行うこととした．
図2 d　初診より11年（2023.5.1）．根尖病変は消失し，歯根破折の兆候もなく経過は良好である．

103

（2）ファイバーコア

　歯質との境界が判明せず，なおかつコントラアングルに装着したスチール製のバーでは歯が立たないファイバーポストの除去は非常に厄介である．タービンで除去することを推奨しているメーカーもあるが，根管中央部でタービンを使用することは歯質の脆弱化やパーフォレーションを生じてしまうリスクにつながり，お勧めできない．注水下であればなおさらであり，ファイバーポストの除去はメーカーがいうほど簡単ではない．

　筆者は安全に削合できるある程度の深さ（根管口付近）までタービンを使用するが，そこから先はエンド用超音波チップを用いてポストを削合する．マイクロスコープ下でも歯質との境界ははっきりしないため，メチレンブルーで染色することで歯質とファイバーやレジンの染まり方が違って見え，除去しやすくなる（図3）．また，クラックの有無を確認するために，ファイバーポスト周囲のコア用レジンも一度すべて除去する必要があり，必然的に拡大鏡下での作業となることが多い．

　メタルにせよ，ファイバーにせよ長いポストの除去をしながら「この術者は再根管治療の可能性を考えて処置を行っているのだろうか．そのとき，この長いポストをどうやって除去するつもりなのだろうか」といつも思う．もし，自身の治療がその歯にとって最善かつ最終的な処置だと思っているのだったら，それは冒頭で触れた"思い込み"以外のなにものでもない．永続性のある完璧な結果を目指しても，すべての症例がそうなるとは限らないのが臨床である．「形あるものはいつか壊れる」ことは，機能している物体の宿命である．十分な維持能力を担保しつつ，かつ除去したいときにはいつでも外せるポストの長さが理想的である．

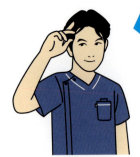

POINT!

長いファイバーポストを装着し「悪くなれば根切」という考えもあるだろうが，基礎疾患を抱えた高齢の患者さんなどすべての患者さんに外科的歯内療法を行えるわけではない．外科的歯内療法を必要としない根管治療を目指したうえで，歯内療法の不確実性を踏まえ再介入に備えた処置を考えておくべきである．

CHAPTER IV 人為的な要因に起因するもの

▶ファイバーポストの除去

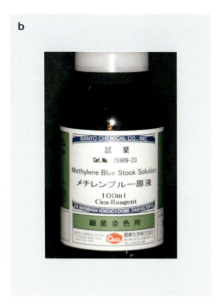

図3a 初診時(2018.8.3). 56歳,男性. 下の前歯の冠が外れた(初診：2015.10.10). 3−1に根尖病変を認め,いずれの歯にも長いファイバーポストが装着されていた.

図3b ファイバーポストを視認しやすくするために,筆者はメチレンブルーで染色を行う.

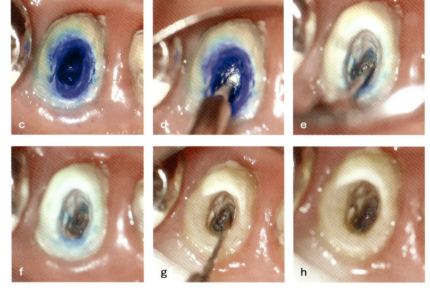

図3c〜h 染色することにより,歯質とレジンやファイバーの境界が認識しやすくなるだけでなく,樹脂部を削合したときに出るまっ白な削片のコントラストが明瞭となる. 併せて超音波チップを当てる対象の硬さを目安にファイバーポストの除去を行っていく.

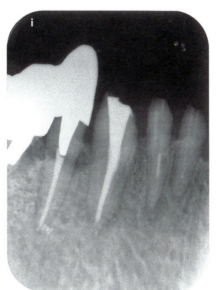
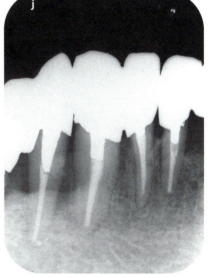

図3i 3根管充填時(2019.5.30). ポストを除去するために,根管内歯質を過度に切削するような事態は避けられている. しかし,除去には大変な時間と労力がかかった.

図3j 初診より5年(2023.3.17). 4の歯槽骨吸収が進行しているが,3−1の根尖部歯周組織は安定している. 長いファイバーポストを装着することは再根管治療を困難にし,歯の寿命を縮めてしまうかもしれないことを,肝に銘じておくべきである.

105

2. ガッタパーチャポイントの除去

　ガッタパーチャポイントそのものには抗原性がないとされているが，ファイルを根管壁全周に接触させるために再根管治療の際には根管充填材を完全に除去しなければならない．まずは穿通に特化したKファイル（MMファイル 滅菌済みK：Micro-Mega社／ヨシダ）を根管口のガッタパーチャポイントに食い込ませてみる．デンタルエックス線画像で緊密な根充がなされているように見えても，ファイルを挿入してみるとスカスカであることもあり，そのような場合はKファイルのみで根尖までスムーズに穿通できるだろう．

　続いてHファイルで円周ファイリングを行えば難なく一塊として除去できる．しかし，そのようなケースよりも，Kファイルがなかなか食い込んでいかず，苦労させられることのほうが圧倒的に多い．このようなシーンでもマイクロスコープが有効であり，手指感覚だけで除去を行っていた頃と比較すると，その精度とスピードは格段に向上した．拡大視野下で筆者は安全かつ効率的にガッタパーチャポイントを除去するために根管口部と根管中央部，根尖部で使用する器材を変えている（図4）．溶剤にはクロロホルムを用いている．

▶ガッタパーチャポイントの除去

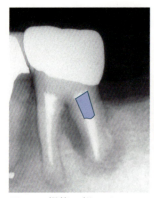
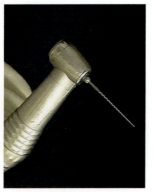

図4a　根管口部1/3．パーフォレーションのリスクが低いため，スピードを優先し比較的大胆にGPを除去できる．

図4b　#45エンジンリーマー．根管口のフレア形成もかねてエンジンリーマーを水平的に動かし，GPを除去する．

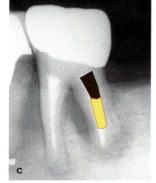

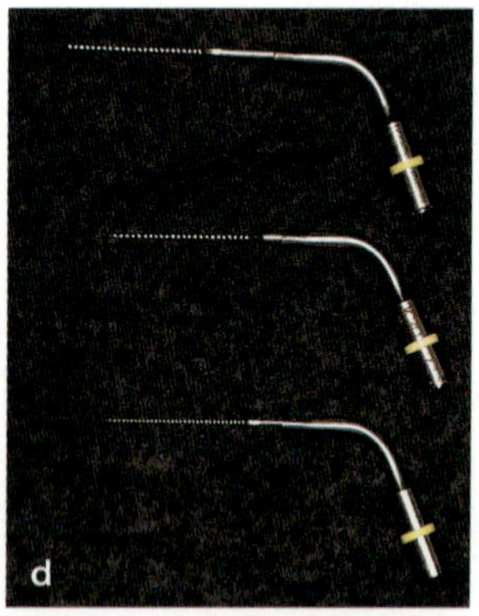

図4c　根中央部1/3．拡大視野下でエンド用超音波チップを無注水で用いてGPを軟化しGPリムーバースピアーにて除去を行う．／図4d　エンド用超音波ファイル．AMファイル #15, 25, 30（21mm, 25mm）（サテレック社／白水貿易）．

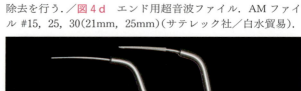

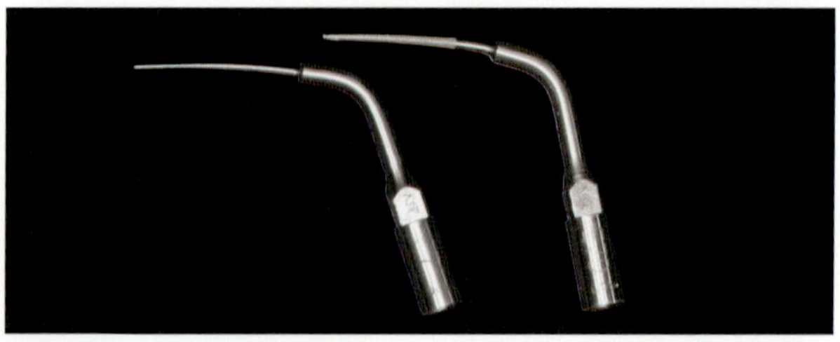

図4e　エンド用超音波チップ．E7，E7D（ナカニシ）．

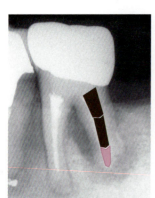

図4g　根尖部1/3．クラックを誘発しないよう，手用ファイルを用いている．アンダーカット部に入り込んだGPはO・Kマイクロエキスカなどを用いる．

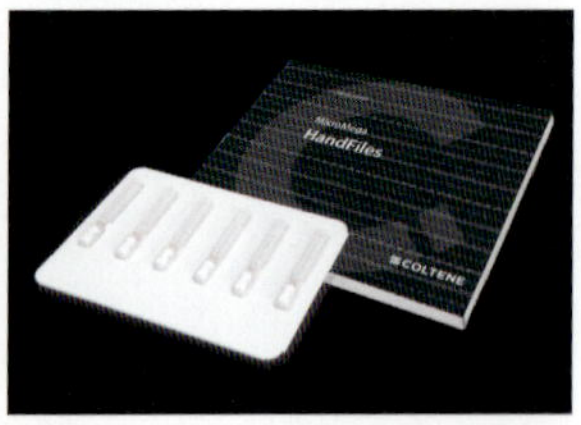

図4h　MMファイル 滅菌済みK #6, #8, #10, #15（Micro-Mega社／ヨシダ）．

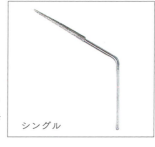

図4f　超音波用ダイヤファイル．シングル（マニー／モリタ）．

3. 破折ファイル

　日本の保険医療制度における歯内療法の点数では，ファイルを滅菌して再使用せざるを得ないため，根管内に破折したファイルが存在する症例は珍しくない．破折ファイルのサイズによっては，デンタルエックス線画像で金属特有の明瞭な不透過像を確認できないケースもあり，不意に顔を出してくることもある（図5）．そのような事態に備え，破折ファイル除去のテクニックを身につけておきたいところである．

　また，デンタルエックス線画像において根管内に破折ファイルが存在していても，根尖病変のない正常像を呈していることも珍しくなく，そのことは破折ファイルそのものが抗原ではないことを表している．そのような場合にリスクを冒してまで必ずしもこれを除去する必要はないというのが筆者の考えで

▶破折ファイルの除去

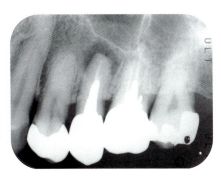

図5a　初診時（2019.2.25）．60歳，女性．左上の奥歯がうずく．|5に根尖病変を認めた．根充材の状態から見て垂直的な拡大不足と未処置根管の存在を疑い，イージーケースという印象だった．

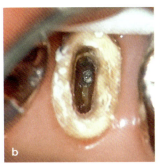 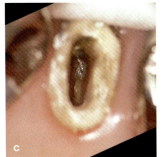 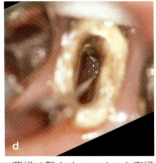 

図5b〜d　タルコアを一塊として除去し，GPが充填されていた口蓋根は難なくファイルを穿通できたが，頬側根には破折ファイルが存在していた．術前の画像診断では予測できなかった．　図5e　除去した破折ファイル．

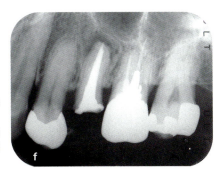 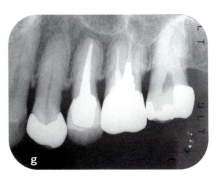

図5f　根管充填時（2019.9.25）．破折ファイルを除去し，2根管ともに理想的な根管充填を行うことができた．
図5g　初診より4年（2023.5.24）．根尖病変は消失し，歯根膜腔は薄く均等な幅に回復している．

▶ファイルそのものは抗原とならない

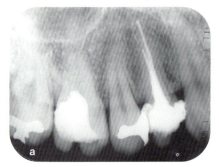 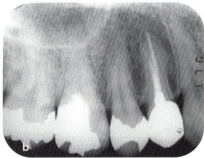

図6a 根管充填時(2006.4.15). 24歳, 女性. 4⏟の抜髄処置にともない, 頬側根の根尖部にファイルを破折させたのは筆者である. 当時これを除去する技術を持ち合わせていなかったため, 問題が起きたときにはこちらの責任で外科的に対応することを患者さんに説明した.

図6b 初診より17年(2023.7.29). 幸い根尖部歯周組織に炎症所見は認められない. ファイルそのものに抗原性があるわけではないことを示している.

▶破折ファイルの除去に用いるエンド用超音波チップ

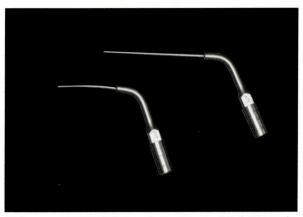 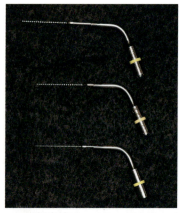

図7a エンド用超音波チップ. 左：E7, 右：E8（ナカニシ）.

図7b エンド用超音波ファイル. AMファイル #15, 25, 30(21mm, 25mm)（サテレック社／白水貿易）.

ある. 破折ファイル除去にともなう歯質の脆弱化を鑑み, 除去を試みた場合とそうでない場合の長期的な予後を予測したうえで患者さんとも相談し, 治療方針を決定するようにしている（図6）.

しかしながら, 症状がある根尖病変の原因根に破折ファイルが存在している場合には, 除去の必要性に迫られることになる. 以前なら破折ファイルを除去できるかどうかは神頼み的な面があったが, 現在はマイクロスコープ下で狙って除去できるケースが増えてきた. その難易度を決める境界線は**破折ファイルをマイクロスコープ下で視認できるかどうか**で

ある.

筆者の場合, 根管口部の歯質を整理することで根管内の破折ファイルを視認できそうなケースに限って, 積極的に破折ファイルの除去を試みる. すべての破折ファイルを除去できるわけではなく, 視認できない場合には外科的歯内療法に移行するケースもある. 逆に言うと破折ファイルを視認できれば, 多少時間がかかっても除去できる可能性が高く, あとは根管形態と根管のどの位置に破折ファイルが存在するかによって難易度が決まる. 除去に用いているエンド用超音波チップを示す（図7）.

CHAPTER IV 人為的な要因に起因するもの

（1）破折ファイルが根管口部〜根中央部に存在するケース

　根管口部に存在している破折ファイルは基本的に視認でき，エンド用超音波チップを破折ファイルに当てて振動させるだけで除去できるケースも多く，その除去はさほど難しくない．根中央部よりも根尖側に存在するケースでは当然難易度が高くなるが，以前はステージングプラットフォームテクニックを用いていた（図8）．破折ファイルに到達するまである程度ストレートに根管を形成し，破折ファイルと歯質の間にエンド用超音波チップを滑り込ませ，振動を加えながら反時計回りに回転させる力を加えていく方法である．視認できない場合には，まずはエンド三角を除去して根管口の歯質の整理を行い，ファイルを視認できる状況をつくる（図9）．

　この部位にファイルを破折させてしまっているケースは<u>根管口部のフレア形成ができていない場合がほとんどであり，ファイルが歯質に干渉する状態</u>

▶破折ファイルが根管口部〜根中央部に存在するケース

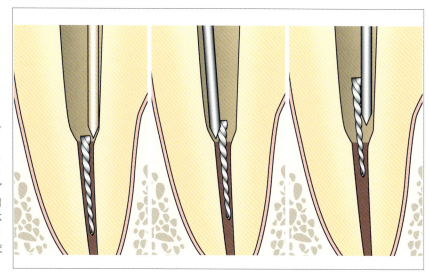

図8a　ステージングプラットフォームテクニック．破折ファイルにプラットフォームを形成し，歯質と破折ファイルの間隙に器具を滑り込ませ，反時計回りの回転力を加えてファイルを除去する（松延允資．Q＆Aステージングプラットフォームテクニックとは．デンタルダイヤモンド．2017；5：118-9より引用改変／松木良介．マイクロスコープを応用した歯内療法2．GPが行うマイクロスコープを応用した歯内療法．日本顎咬合学会誌．2018；38（3）：227より引用）．

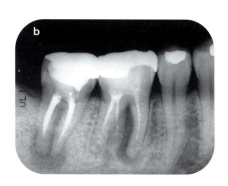

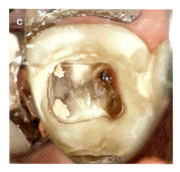

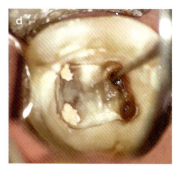

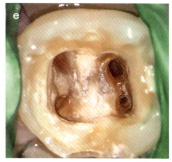

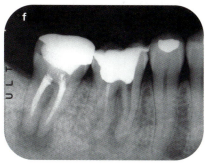

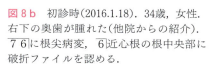

図8b　初診時（2016.1.18）．34歳，女性．右下の奥歯が腫れた（他院からの紹介）．7 6に根尖病変，6近心根の根中央部に破折ファイルを認める．
図8c〜f　近心舌側根管の破折ファイルを視認し，プラットフォームを形成した．破折ファイルと歯質の間隙にエンド用超音波ファイルを滑り込ませて，これを除去した（2016.8.8）．

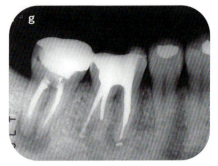
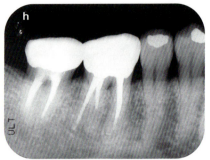

図8g 根管充填時(2016.9.26). 遠心舌側根管は閉鎖していたが，残りの3根管は理想的な根管充填像となっている．エンド三角は理想的に除去されている．

図8h 初診より8年(2024.8.29). 7̄6̄ともに根尖病変は消失し，根尖部歯周組織は正常像に回復している．

▶根管口のフレア形成を行い破折ファイルが視認できるようにしたケース

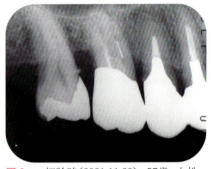

図9a 初診時(2021.11.29). 57歳，女性．右上の奥歯に食べ物が挟まる．6̄の補綴装置再製にともない，根管治療を予定した．6̄近心頬側根の根管口部に破折ファイルを認めた．

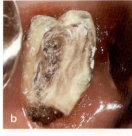
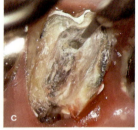
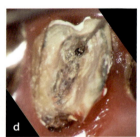
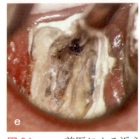
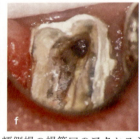
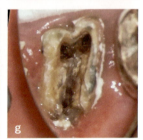

図9b〜g 前医による近心頬側根の根管口のアクセスキャビティは不十分であり，そのことがファイルの破折にもつながっている．根管口のフレア形成を施すと，破折ファイルを視認できるようになり，これを除去した．

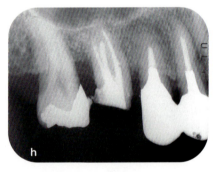
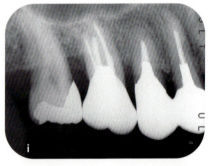

図9h 根管充填時(2022.11.10). 歯頸部象牙質(PCD)を温存し，理想的にエンド三角の除去がなされた状態で根管充填を行っている．

図9i 初診より2年(2023.5.2). もともと症状はなく，現在も安定している．

で根尖側に進めようとした結果，無理な力がかかって破折したと推測できる．根管口部のフレア形成を行うことはファイルの可動域が増し，根管壁との接触面積が増加するだけでなく，ファイル破折のリスクの軽減につながることを改めて強調しておきたい．ある程度破折ファイルに振動を加えていると手用器具で揺さぶれば除去できそうなほどファイルが動き出すが，そこからが意外としぶとい．無駄な時間を費やすことになるため，破折ファイルが浮き上がってくるまで超音波チップを当て続けたほうが効率的で確実である．

CHAPTER IV　人為的な要因に起因するもの

（2）破折ファイルが根尖部に存在するケース

　根尖部に存在する破折ファイルはマイクロスコープ下でも光が届きにくく，とくに歯根長が長い根管では難易度が高い(図10)．可及的に視認できるような根管口部の歯質の整理がとくに重要となるが，「削りすぎ」とならないよう注意を払う必要がある．破折ファイルが除去できたとしても残存歯質が脆弱となり，歯根破折を惹起しては身も蓋もない(図11)．破折ファイル除去のためにプラットフォームを形成することは，多少なりとも歯質を脆弱化させてしまう．そのため現在では，積極的にプラットフォームを形成するというよりも，むしろ破折ファイルを視認できるようにさえなればよいという意識で歯質の削合を行っている．

　根尖部に破折ファイルが存在するケースにおいても，基本的な操作は前述した方法と同じであるが，破折ファイルを根尖孔外に押し出さないよう注意を払う必要がある．排膿があるようなケースでは，破折ファイルがすでに緩んだ状態になっていることもある．破折ファイルに超音波チップを当てる前に，まずGPリムーバースピアーなどで慎重に除去を試みると，意外とすんなり除去できることも少なくない(図12)．

▶破折ファイルが根尖部に存在するケース

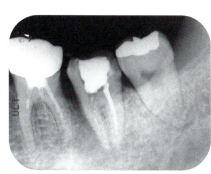
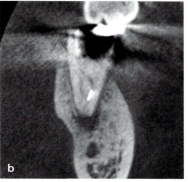

図10a　初診時(2019.10.18)．53歳，男性．左下の奥歯が腫れた．「7近心根に破折ファイルを認め，近心側辺縁からの骨吸収像を認めることから歯根破折の可能性も疑った．

図10b, c　近心根は2-2-1の根管形態をしており，近心頬側根の根尖部の合流部付近にファイルが折れ込んでいた(2019.11.8)．

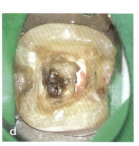
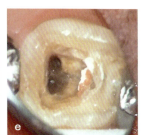
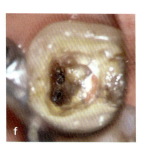
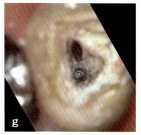
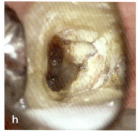
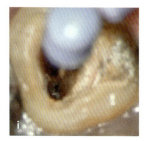

図10d～i　CTがなくともファイルの植立方向より根尖部で合流することは推測できたはずであるが，このケースも近心根の根管口のフレア形成が十分でない．破折ファイルを視認できるよう，おもに頬舌方向にアクセスキャビティを広げ，これを除去した．根管内にクラックは認められなかった．

111

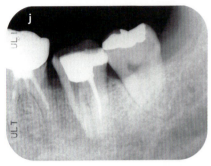
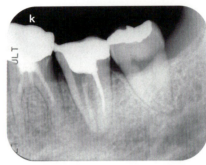
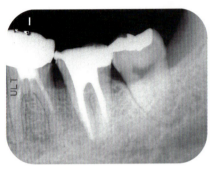
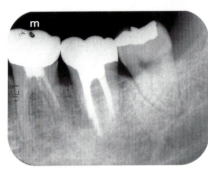

図10j 初診より8か月(2020.6.9). 歯根が長いため,シャンクの長い超音波チップを使用したいところだったが,開口量の問題から近心根にそのようなチップをなかなか挿入できずに苦労をした. その結果,ファイルを根尖方向に押し込んでしまい,大変なショックを受けた.

図10k 初診より10か月(2020.8.11). アクセスキャビティを広げたうえで斜め方向から何とかチップを挿入できる環境を作り,ファイルを除去した.

図10l 根管充填時(2020.11.2). いずれの根管も理想的な拡大と根充を行えている.

図10m 初診より1.5年(2021.2.22). 転勤されたため短い経過しか追えていないが,辺縁歯槽骨も含め正常像に回復している.

▶破折ファイルが根尖部に存在するケース

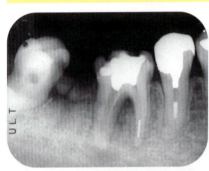
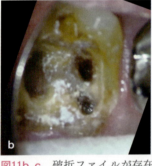

図11a 初診時(2016.11.17). 39歳,男性. 治療中の右下の奥歯が腫れた. 6⏌の根尖部および根分岐部に透過像,近心根の根尖部には破折ファイルを認めた.

図11b, c 破折ファイルが存在する近心頬側根の根管口のフレア形成が不足している. 隅角方向にアクセスキャビティを広げ,破折ファイルを視認できる環境を作った. ファイルを視認でき,超音波チップが届きさえすれば破折ファイルは除去できるため,その状態を作れるかがポイントとなる.

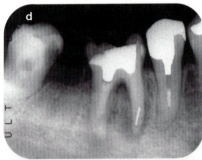
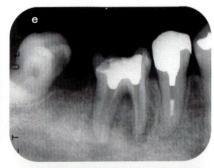
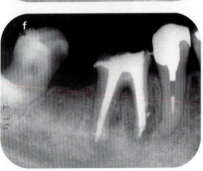
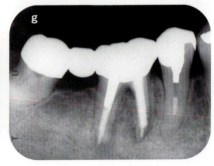

図11d 再初診時(2018.10.16). 数か月の中断があり,治療を再開した. 近心根の透過像が大きくなっている.

図11e 再初診より2か月(2018.12.14). ようやく除去できた破折ファイルはサイズの大きなHファイルであった.

図11f 根管充填時(2019.5.17). サイナストラクトをはじめとする症状はすべて消失したため,根管充填を行った. 遠心根は湾曲を逸脱した大きな拡大がなされており,修正は不可能だった.

図11g 再初診より5年(2023.5.24). 根分岐部も含め透過像は縮小傾向にあるが,近心根の歯質が薄くブリッジの支台歯でもあるため,歯根破折に関して不安が残る.

CHAPTER IV　人為的な要因に起因するもの

▶破折ファイルが根尖部に存在するケース

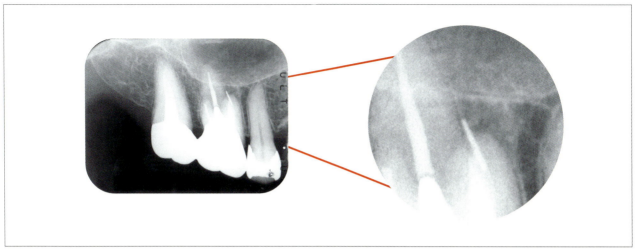

図12a　初診時（2016.9.29）．42歳，女性．右上が腫れている．6|近心根根尖に破折ファイルが突出しており，根尖病変を認める．

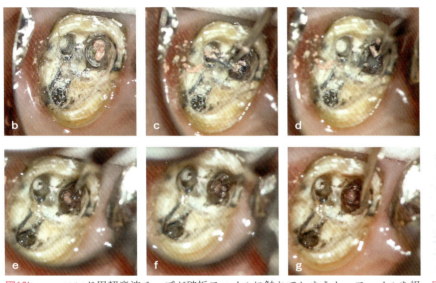

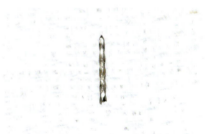

図12b〜g　エンド用超音波チップが破折ファイルに触れてしまうと，ファイルを根尖孔外に押し出してしまう危険性があるため，O・Kマイクロエキスカなどの手用器具を用いて慎重にGPを除去していった．根尖部付近のGPを除去すると同時に根管内に排膿があり，破折ファイルはすでに動いている状態であった．

図12h　GPリムーバースピアーで引っかけただけで破折ファイルを除去できた．

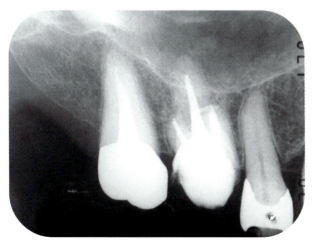

図12i　根管充填時（2017.3.3）．根尖病変はすでに縮小傾向にある．

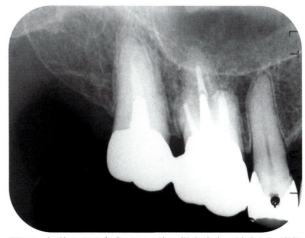

図12j　初診より8年（2024.3.29）．根尖病変は消失し，歯根膜腔は薄く均等な幅に回復している．

113

4. パーフォレーション

　パーフォレーションは，日常臨床で遭遇する代表的な人為的トラブルの1つである．近遠心方向のものであればデンタルエックス線画像で確認できるが，頬舌方向のものは根管充填材によりマスクされており，予測不可能な場合も多い．

　パーフォレーションに対しては，基本的に人工的に形成された根管がもう1根存在すると考えればよい．ただし，根尖最狭窄部は存在しないため，感染根管に対する考え方にならい，歯根膜と接する位置まで拡大・形成を行うことになる．本来の根管と併せて理想的な拡大を行い緊密な封鎖を達成できれば，治癒に導くことが可能となる．また，パーフォレーションは回転切削器具によるものがほとんどであるため，その水平断面はほぼ正円形を呈していることが多い．天然歯の根管にみられるイスムスやフィンのような複雑な形態をしていないため，根管拡大はそれほど難しくないといえる．

　パーフォレーションリペアの難易度はパーフォレーションの位置によってほぼ決まる（図13）．天然歯の分岐根管と同様に，より根尖側に位置するパーフォレーションほど難症例といえる．歯根中央部より根尖側にパーフォレーションが存在し，本来の根管が未拡大のまま残っているケースなどはとりわけ難易度が高い．

　では，難易度別（部位別）に症例とその対応を提示してみたい．
（1）髄室
（2）根管口直下（髄床底を含む）
（3）歯根中央部
（4）ストリップパーフォレーション
（5）根尖部

▶パーフォレーションの部位別分類

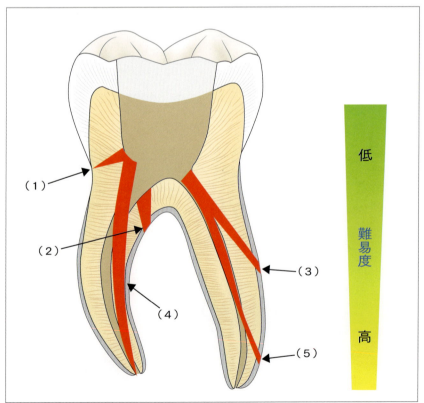

図13　パーフォレーションの部位によって難易度は異なってくる．根尖部のパーフォレーションには外科的対応を図ることも多い（倉富覚，．症例の難易度を読む—何がその症例を難しくしているのか？パーフォレーション症例．日本歯科評論．2018；78（4）：100より引用改変）．
（1）髄室
（2）根管口直下（髄床底を含む）
（3）歯根中央部
（4）ストリップパーフォレーション
（5）根尖部

CHAPTER IV 人為的な要因に起因するもの

（1）髄室のパーフォレーション

　髄室に存在するパーフォレーションは，その位置が骨縁上か骨縁下にあるかで対応が分かれる．骨縁上にある場合は歯肉縁下う蝕と同じ対応となり，生物学的幅径が侵されている場合には，歯の挺出あるいはクラウンレングスニングのどちらかを選択することになる（図14）．

　貼薬には水酸化カルシウム製剤を用い，2〜3日おきに交換していくと，根管内の肉芽組織が吸収され，穿孔部と本来の根管が確認できるようになる（図15）．

▶髄室にパーフォレーションを認めたケース

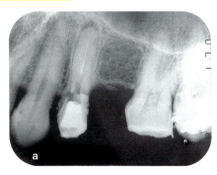
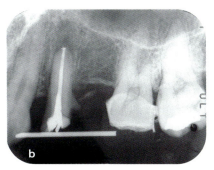

図14a　初診時（2007.2.13）．39歳，男性．左上が腫れた．|4 に根尖病変と近心骨縁部にパーフォレーションを認める．
図14b　矯正的挺出終了時（2007.6.11）．根管治療後に穿孔部が歯肉縁の位置に来るように矯正的挺出を行った．

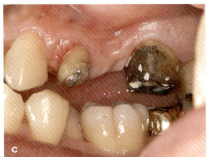
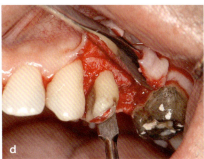
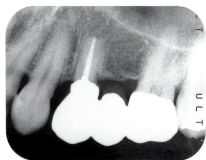

図14c, d　歯槽骨整形術を行って生物学的幅径を確立した後に補綴装置を作製した（2007.7.5）．

図14e　初診より17年（2024.1.26）．オープンバイトであるためか，15年の間に|3 4 間の接触点が大きく離開しているが，歯周組織は正常像となっている．

▶穿孔部から髄腔内に入り込んだ肉芽組織の処理

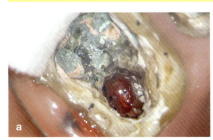
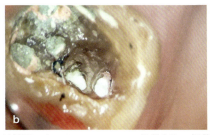
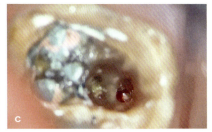

図15a〜c　上顎第一大臼歯口蓋根の根管口付近にパーフォレーションが存在し，根管内は炎症性肉芽組織で埋まっている．2〜3日に一度，根管内に貼薬した水酸化カルシウム製剤を交換していくと肉芽が吸収し，本来の根管と穿孔部が明瞭になってくる．

（2）根管口直下（髄床底を含む）のパーフォレーション

髄床底や根管口直下にパーフォレーションが存在するケースは，肉眼的にも穿孔部位を確認しやすい．穿孔部より根管内に侵入している軟組織の存在が本来の根管口探索の妨げとなっている場合には，前述した方法を行ってこれを処理し，穿孔部と本来の根管双方の根管拡大，根管充填を行う．穿孔部肉芽の処理と穿孔部の緊密な封鎖をいかに確実に行えるかがポイントとなる（図16）．

図17のケースでは，近心根の根管治療を開始したものの頬舌根ともに閉鎖しており，垂直的には前医の根充位置までしかファイルを穿通できなかった．

根管口直下の分岐部側にパーフォレーションを認めたため，CO_2レーザーを用いて穿孔部より増殖した軟組織を蒸散させた後に，穿孔部を拡大しスーパーボンド®（サンメディカル）を用いて穿孔部を封鎖した．以前は穿孔部の封鎖に歯質接着性の良好なスーパーボンド®を用いていたが，穿孔部を完全な乾燥状態にするのは容易ではなく，一抹の不安を抱えた状態で処置を終えていた．現在では水硬性でかつ硬化時に膨張する性質を有するMTAセメントが穿孔部の確実な封鎖に有利と考え，これを用いている（図18）．

▶根管口直下のパーフォレーション

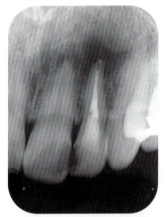
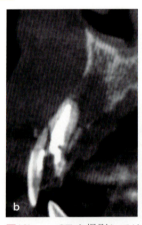

図16a　初診時（2014.12.16）．44歳，女性．左上の前歯が腫れた．|2根尖部に明瞭な透過像を認めた．デンタルエックス線画像では根尖部の透過像にばかり目が行ってしまい，パーフォレーションに気づけなかった．

図16b, c　CTを撮影してはじめて頬側歯頸部にパーフォレーションがあることがわかった．根尖病変は頬側から口蓋側の皮質骨まで及んでいた（2014.12.26）．

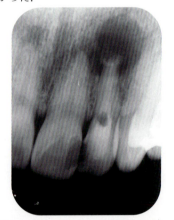
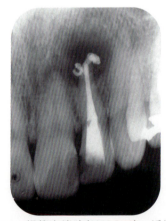
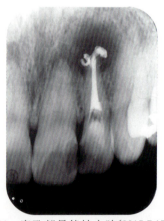

図16d　初診より5か月（2015.5.18）．大きな病変を認めた本来の根管治療を先行した．水酸化カルシウム製剤を貼薬し，経過観察を行った．

図16e　根管充填時（2015.5.19）．透過像は初診時より大きくなっているが，症状はすべて消失していたため本来の根管の根充を行った．

図16f　穿孔部最終拡大時（2015.7.17）．穿孔部が視認できる部位までGPを除去し，穿孔部を拡大した．

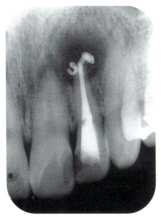

図16g 根管充填時(2015.5.19).

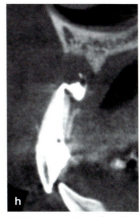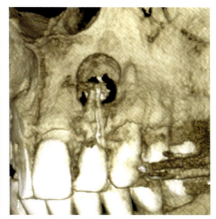

図16h, i 同CT画像. 根尖部周囲の骨梁は回復していないが緊密な根管充填を行うことができている.

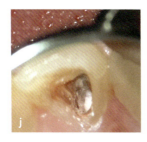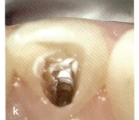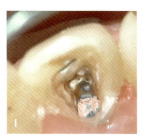
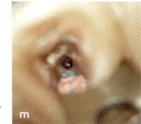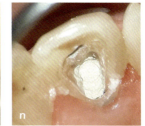

図16j〜n 一連の髄腔内の状態を示す. 穿孔部には水酸化カルシウムを貼薬した状態のまま, 本来の根管の拡大・根充を行った. その後, 穿孔部を拡大し, MTAを充填した.

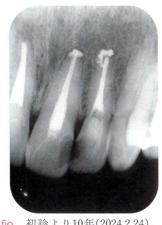

図16o 初診より10年(2024.2.24). 1|1も失活していたため根管治療を行っている.

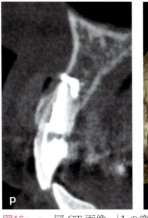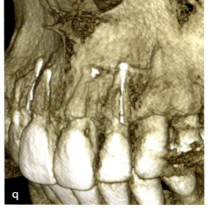

図16p, q 同CT画像. |1の穿孔部に炎症像は認められず, 根尖歯周組織の骨梁は回復している.

　これらのケースではどちらも本来の根管は閉鎖しており, 根尖部まで理想的に根管拡大を行うことはできなかった. にもかかわらず, 穿孔部を拡大して封鎖しただけで良好な結果を得られていることに着目したい. あくまでも結果論としていえることであるが, 両ケースの根分岐部まで及ぶ骨吸収像の原因は, パーフォレーションにあったと考えられる. これらのことから, 一見保存不可能なように見える派手な透過像を呈している状態でも, また本来の根管を穿通できなかったとしても, まずは根管と穿孔部を拡大して封鎖し, 経過観察をしてみる価値はあるといえる.

▶根管口直下（根分岐部）のパーフォレーション

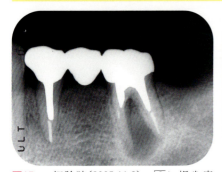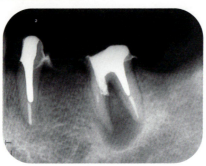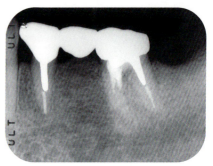

図17a　初診時（2005.11.8）．「6に根尖病変と根分岐部病変を認める．分割コアを採用していないためか近心根のポストが分岐部に穿孔している．

図17b　穿孔部根管充填時（2006.3.14）．近心根の根管治療を開始したが根管は途中で閉鎖しており，まったく穿通できなかった．穿孔部を拡大しスーパーボンド®による封鎖を行った．

図17c　初診より11年（2016.11.10）．患者さんが転居されたため経過観察はここまでであるが，透過像は消失している．

▶MTAセメントの特徴と関連使用器具

- 良質な dentin bridge
- 歯質接着性はない（硬化時に膨張）
- 高アルカリ（PH12）による殺菌作用
- 持続的な Ca イオンの放出
- 硬組織誘導能　／　・除去はほぼ不可能
- 高価　／　・操作性が悪い

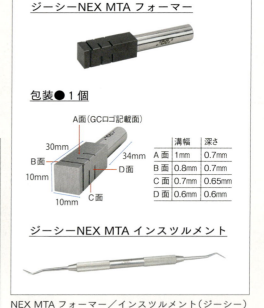

ジーシーNEX MTA フォーマー

包装● 1個

	溝幅	深さ
A面	1mm	0.7mm
B面	0.8mm	0.7mm
C面	0.7mm	0.65mm
D面	0.6mm	0.6mm

ジーシーNEX MTA インスツルメント

NEX MTA フォーマー／インスツルメント（ジーシー）

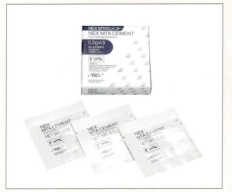

NEX MTA セメント（ジーシー）

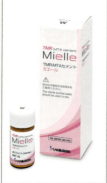

TMR-MTA セメント ミエール（ヤマキン）

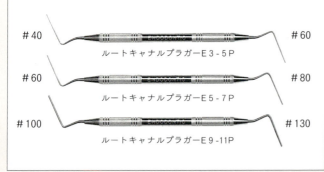

ルートキャナルプラガー（アメリカンイーグル／ジーシー）

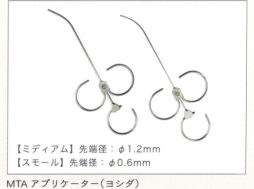

【ミディアム】先端径：φ1.2mm
【スモール】先端径：φ0.6mm

MTA アプリケーター（ヨシダ）

図18a　MTAと関連使用器具．通常使用しているジーシーのNEX MTAシリーズは器具の使いやすさにおいて非常に優れており，MTAセメントを充填する際に不可欠である．また，ある程度の量のMTAセメントを一気に根管内に運びたいときには，アプリケーターが便利である．審美性に影響を及ぼす部位においてはアイボリー色のTMR-MTAセメントを使用している．

CHAPTER IV　人為的な要因に起因するもの

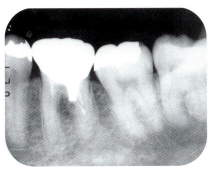
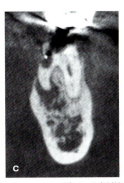
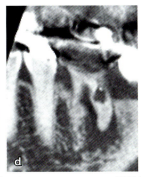
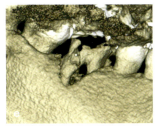

図18b　初診時（2016.3.10）．39歳，女性．左下が腫れた．6遠心根のポストが根分岐部に穿孔し，根尖部に硬化性骨炎を認める．

図18c〜e　遠心舌側根にパーフォレーションが存在し，明瞭な根尖病変を認めた（2016.7.8）．

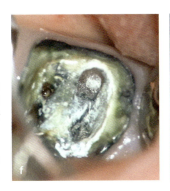
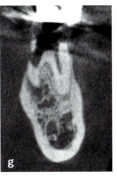
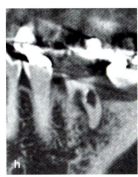

図18f　穿孔部とその先の未拡大部分の根管拡大を行ったが，本来の根管は石灰化しており，根尖まで穿通することができなかった（2016.9.2）．

図18g, h　経過観察のためにCTを撮影．遠心舌側根の根尖病変は縮小傾向にあり，骨梁が回復し始めている（2016.9.30）．

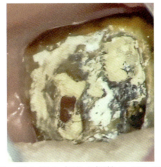
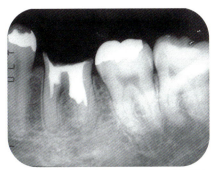
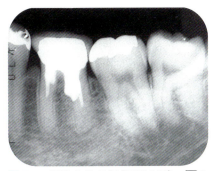

図18i　遠心根の本来の根管をGPで根充し，穿孔部をMTAセメントで封鎖した．ごていねいに近心頬側根の根分岐部にもパーフォレーションが存在していたため，同様の処置を行った（2017.4.18）．

図18j　根管充填時（2017.4.21）．近心根と遠心根の両方の分岐部側をMTAセメントで封鎖しているのがわかる．

図18k　初診より7年（2023.9.25）．6の根尖病変と根分岐部の透過像は消失し，骨梁の回復を認める．

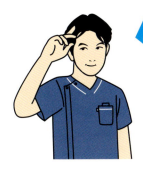

POINT!

穿孔部に起炎因子がある場合には，単にこれを封鎖するだけでは良い結果が得られない．穿孔部をもう1つの根管と捉えしっかりと清掃を行う必要があり，場合によってはGPリムーバースピアーなどを用いてオーバーインスツルメンテーションを行うこともある．

（3）歯根中央部のパーフォレーション

　歯根中央部のパーフォレーションでは，本来の根管を発見しファイルを挿入さえできれば，複根管と同じであるため，根管拡大は難しくない．ただし，本来の根管を探索することは難しいため，マイクロスコープが有効となるケースが多い．

　図19のケースはマイクロスコープ導入前のケースであるが，パーフォレーション部のガッタパーチャポイントを最初からあえて完全に除去せずに壁として利用し，本来の根管にファイルを穿通させていった．その後，穿孔部を拡大し双方に根管充填を行った．

　図20のケースは図19と同じく歯根中央部にパーフォレーションが存在しているが，穿孔部が歯周ポケットと交通し，エンド・ペリオ病変様の病態を呈していた．穿孔部を拡大し封鎖するだけでは良好な予後は望めないと診断し，矯正的挺出を行って穿孔部を歯肉縁上に位置づけた後に歯周外科を行った．穿孔部を封鎖して歯周組織再生療法を行う選択肢もあっただろうが，筆者の実力では1壁性の骨縁下欠損の再生には不安が残るため，この方法が無難であると判断した．

▶歯根中央部のパーフォレーション

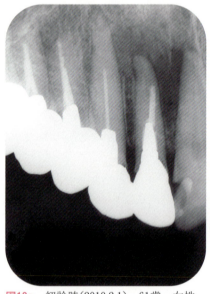 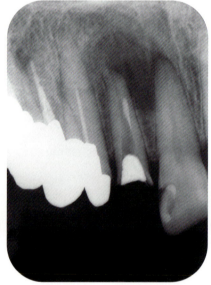 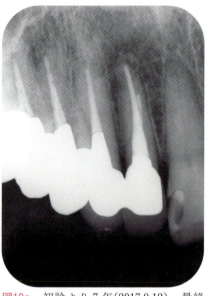

図19a　初診時（2010.2.1）．61歳，女性．上顎前歯部の歯肉の腫脹を主訴に来院．2̲1̲にまたがる透過像を認め，2̲に充填されているGPは明らかに歯髄腔から逸脱している．

図19b　初診より3か月（2010.5.11）．あえてGPを完全に除去せずにまずは本来の根管を拡大した．現在ならCT撮影を行い，根管の方向を三次元的に確認するだろう．

図19c　初診より7年（2017.9.12）．最終的に穿孔部も拡大し，GPとシーラーで根充を行った．2̲1̲の根尖部透過像は消失し，骨梁の回復を認める．

CHAPTER IV 人為的な要因に起因するもの

▶歯根中央部のパーフォレーション（骨縁下欠損をともなうケース）

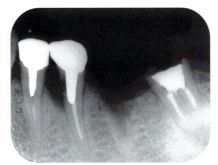
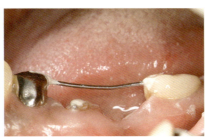
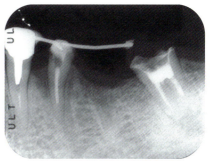

図20a　初診時（2009.3.10）．42歳，女性．左下の奥歯が腫れた．5｣近心にパーフォレーションと思われる実質欠損と骨縁下欠損を認めた．

図20b　5｣に矯正的挺出を行った（2009.3.18）．

図20c　挺出終了時（2009.8.3）．穿孔部を歯肉縁に位置づけ，同時に骨縁下欠損を改善する目的が達成されている．

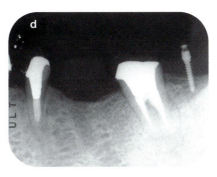
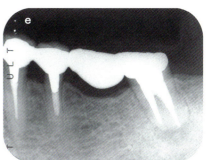

図20d　歯周外科終了時（2010.4.22）．歯槽骨整形術を行い，7｣のアップライトを行った．
図20e　初診より15年（2024.2.15）．5｣周囲の歯周組織は安定している．

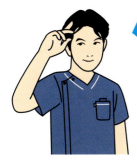

POINT!

　本来の根管と穿孔部のどちらから先に攻略するかは症例によって異なる．原則的に本来の根管が未拡大で残っている場合は，そちらをまず穿通できるかを確認したい．しかし，穿孔部からの肉芽組織が邪魔な場合や本来の根管に病変が認められない場合などでは，穿孔部の拡大を優先させることもある．症状と処置のやりやすさで決定することになり，根管充填に関しても同様である．

121

（4）ストリップパーフォレーション

湾曲根管において湾曲形態を維持できずに根管を過度に直線化してしまうと，内湾部に穿孔してしまう．前述した（1）（2）（3）は回転切削器具による乱暴な操作が原因であることが多いが，ストリップパーフォレーションはファイル操作とアクセスキャビティの不備によるテクニカルエラーの要素が大きい．SSファイルで湾曲根管を攻略するには，根管口部のフレア状の拡大とプレカーブの付与が必須である（図21）．イスムス部の過剰な拡大にも注意を要する．

ストリップパーフォレーションが存在するケースでは穿孔部で根管長測定器がAPEXを越える数値

▶ ストリップパーフォレーション

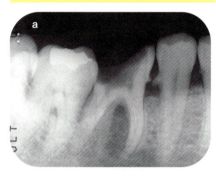
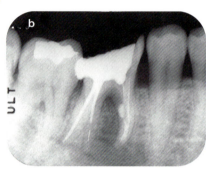
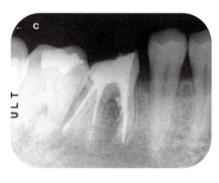
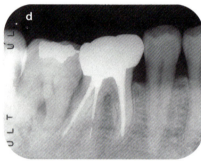

図21a　初診時（2011.2.12）．6̄は失活しており，近心根には破折ファイル，近心根から根分岐部にかけて根尖部透過像を認める．
図21b　初診より2か月（2011.4.20）．近心根は緩やかに湾曲していたが，筆者が付与したプレカーブが十分でなかったため内湾部にストリップパーフォレーションを起こしてしまった．造影剤をかねて水酸化カルシウム製剤を貼薬している．
図21c　根管充填時（2011.10.4）．ストリップパーフォレーションをした挙句に根尖部トランスポーテーションまで引き起こしてしまった．遠心根にはファイルを破折させている．人為的ミスのデパートのような症例である．
図21d　初診より12年（2023.12.1）．幸い経過は良好であるが，運が良かったとしか言いようがない．根管口のフレア形成とプレカーブの重要性を認識させられたケースである．

▶ ストリップパーフォレーション

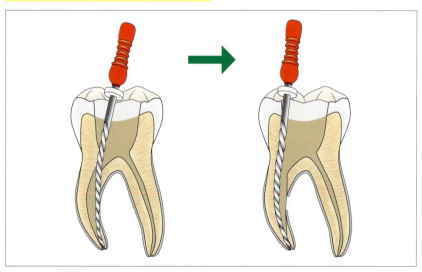

図22　根管口のフレア形成をしっかりと行い，ファイルが穿孔部に触れないよう根尖部まで進める作業は盲目下では困難な作業であり，時間がかかる．

CHAPTER IV 人為的な要因に起因するもの

▶ストリップパーフォレーション

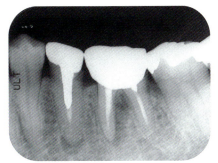
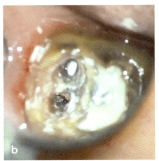
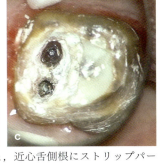

図23a 初診時(2021.1.5). 44歳, 女性. 左下が痛い. 「6の近心根に根尖から根分岐部に及ぶ透過像を認める. 近心根にポストは形成されていないが, 歯質が薄くパーフォレーションを疑った.

図23b, c GPを除去していくと, 近心舌側根にストリップパーフォレーションを認めた.

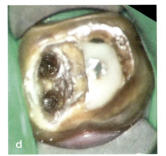
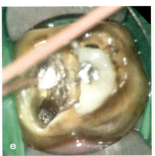
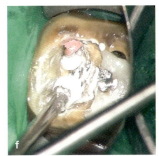
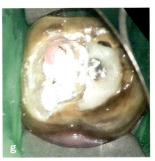

図23d〜g 近心舌側根の根管口のフレア形成を行って本来の根管をファイルで拡大し, ストリップパーフォレーション部はO・Kマイクロエキスカなどを用いて感染歯質を削合した. 根管充填には後述するバイオセラミックス系シーラー(ニシカキャナルシーラーBG multi)をパテ状に練和して用い, 根管と穿孔部を一緒に充填した.

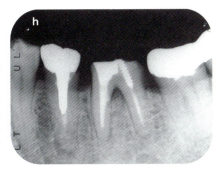
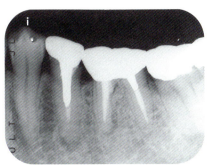

図23h 根管充填時(2021.9.16). すでに近心根から根分岐部にかかる透過像は縮小し始めている.

図23i 根充より2年(2023.10.12). 「6の根尖部に若干の透過像を認めるが, 穿孔部から根分岐部に関しては安定している. 「5は症状がなく患者さんは治療を希望されていないため経過観察としている.

を示してしまうため, 根尖孔の位置の把握が困難となることが多い. 根管口をフレア状に形成して空間的余裕を作り, プレカーブを付与してファイルが穿孔部に接触しない状態で根尖部にアプローチしなければならない(図22). しかし, 盲目下では根尖にファイルが到達したのか, 穿孔部で根管長測定器が反応しているのかの判断が非常につきにくいため, 穿孔部を越えた根尖側の拡大には拡大視野下でエンド用超音波チップを用いることが多い.

アピカルストップの位置を確定できれば, 通法どおりの根管拡大を行い, ガッタパーチャポイントとバイオセラミックス系のシーラーを用いるか, MTAセメントなどを単体で用いて本来の根管と穿孔部を一体として封鎖する(図23).

（5）根尖部のパーフォレーション

パーフォレーションリペアのなかでは，もっとも難易度が高いといってよいだろう．根尖部の根管壁にいったんできてしまった轍のような形態にとらわれ，ファイルがパーフォレーションのほうを追従してしまうことが多い（図24）．本来の湾曲を追従できずに直線的に穿孔しているケースでは，本来の根管にファイルを穿通していくことは至難の業であり，必ずしも穿通できるわけではない．また，根尖孔のトランスポーテーションを起こしジップ形態となっているケースも同様である（図25）．

MIの観点から，最終的に補綴処置ではなく修復処置で済ませたいと考えることはよいことである．しかし，歯冠部歯質を温存しようとする意識が働くあまりアクセスキャビティが不十分であると，ファイルがもつバネの作用によってこのようになりやすい（図26）．根尖部付近の人為的トラブルに対しては，最大限の努力を払ったとしても根管内からのアプローチでは埒が明かない場合も多く，歯根端切除術あるいは意図的再植術などの外科的対応へと治療方針の転換を図ることもある．

▶根尖部のパーフォレーション

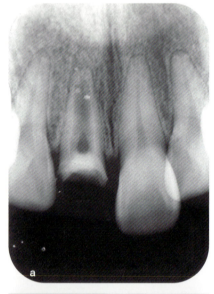

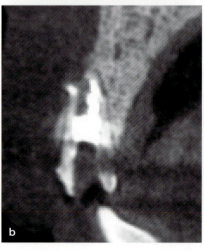
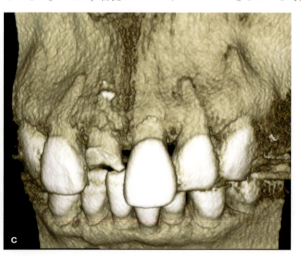

図24a 初診時（2016.10.24）．33歳，女性（歯科助手）．治療中の前歯が腫れた（他院からの紹介）．
図24b, c 前医が一度MTAセメント単味で根管充填を行ったそうで，CTではそれらしき不透過像が根尖部に残存している．上顎中切歯の根管は口蓋側に湾曲していることが多いため，唇側にパーフォレーションをしている可能性が高いと診断した．

CHAPTER IV 人為的な要因に起因するもの

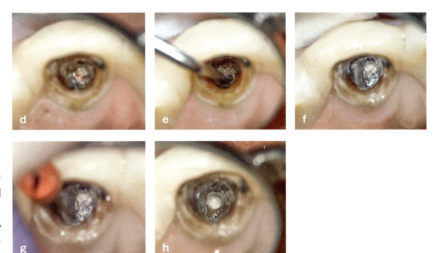

図24d〜h 穿孔部は大きく拡大されており，水酸化カルシウム製剤の貼薬を数回繰り返して根尖孔付近の状態が視認できるようになった．根尖部に残存したMTAを慎重に除去して口蓋側の本来の根管にファイルを穿通させた．

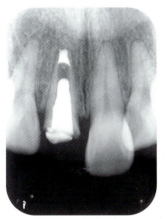 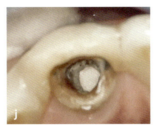 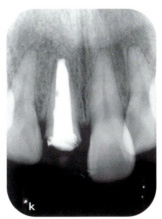 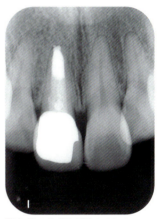

図24i, j MTA充填時（2017.2.17）．本来の根管と穿孔部を拡大したが，歯根端切除術に移行する可能性も考慮に入れ，双方をMTAセメント単体で充填した．

図24k 根管充填時（2017.2.23）．根尖部より歯冠側はGPとシーラーを用いて根充を行った．
図24l 初診より17か月（2018.3.2）．コロナ禍で来院が途絶え短い経過しかないが，根尖部の歯周組織は安定している．

▶根尖孔のトランスポーテーションを起こしジップ形態となっているケース

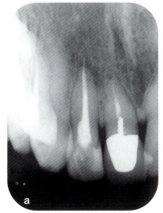 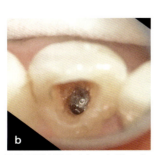 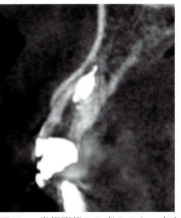

図25a, b 初診時（2016.11.10）．40歳（歯科衛生士），女性．右の前歯が痛む．2|にはGPか破折ファイルと思われる不透過像が根尖から突出している．

図25c 歯根形態から考えると，本来の根管から唇側に逸脱しているように見える（2016.11.25）．

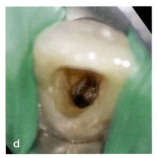 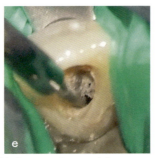 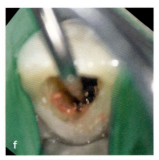 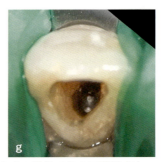

図25d〜g 根尖孔はジップ形態となっていた．マイクロスコープ下で根尖部を視認しながら，本来の根尖である口蓋側方向へ拡大するイメージでオーバーインスツルメンテーションを行った．そのため，切端を越えるギリギリまでアクセスキャビティを広げている．

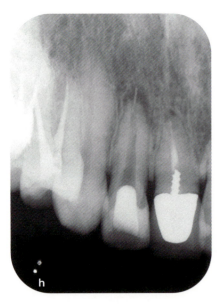 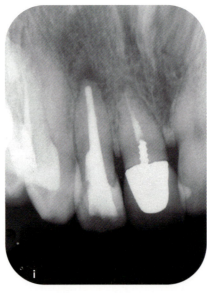

図25h 初診より2.5か月(2017.1.26)．根尖部に突出していたのは幸いGPであったため，GPリムーバースピアーでこれを除去した．

図25i 根管充填時(2017.1.31)．症状が消失したため，通法に従ってシーラーとGPで根管充填を行った．

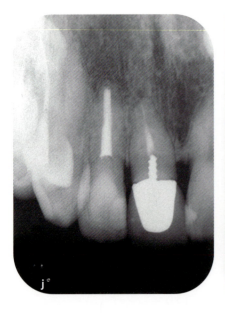 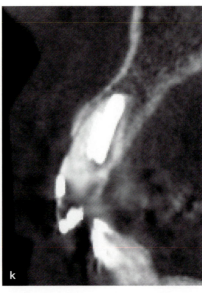

図25j 初診より7年(2024.3.11)．2̲の歯根膜腔は薄く均等な幅に回復している．1̲は患者さんの希望もあり，介入せずに経過観察としている．

図25k 唇側のジップ形態から口蓋側の本来の根尖孔まで，水平的にも緊密な根管充填を行えている(2021.12.27)．

CHAPTER IV 人為的な要因に起因するもの

▶根尖部でのトラブルを防ぐための前歯部のアクセスキャビティ

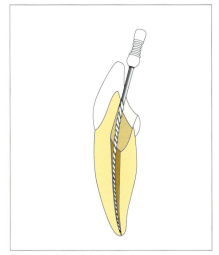

図26a 舌側面中央部に開口してファイルを挿入すると，根尖部で曲がってしまいファイルのサイズが大きくなるにつれて，バネの作用で思わぬ方向に拡大している場合がある．

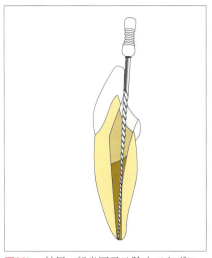

図26b 結局，起炎因子は除去できずに，根尖孔のトランスポーテーションやパーフォレーションを引き起こす．

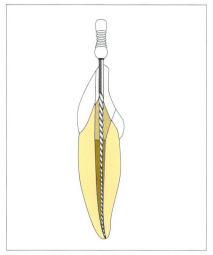

図26c 根管拡大の際にファイルをストレートに通すためには，前歯部では切端唇側寄りにアクセスキャビティを求める必要がある（a〜c：下川公一，吉田尚史．エンド・ペリオの臨床的診断力を探る 3．エンド治療における診断および手技［1］．the Quintessence 1996；15（5）：75より引用改変／下川公一（監著），倉富覚，（著）．長期経過症例から紐解く根尖病変と骨縁下欠損　その傾向と対策．東京：クインテッセンス出版，2021；140より引用］）．

　図27のケースでは本来のルートにどうしてもファイルを通せず，遠心根根尖部のパーフォレーション部を拡大した後，しばらく経過を観察していた．しかし，滲出液が湧き上がってくる状態が続いたため，根管内からのアプローチを断念して意図的再植術を行うこととした．スーパーボンド®にて逆根管充填を行って抜歯窩に再植し，症状は消失した．歯質が菲薄であるため，ブリッジの支台歯として使用すれば将来的に歯根破折を招く危険性が高いと考え，6|欠損部にはインプラントを埋入した．

　また，パーフォレーションリペアの予後が悪いと考えられるケースでは，やむなく抜歯を考えなければならないケースもある．図28のケースではすさまじい根尖部のパーフォレーションによって，歯根の歯質が大きく損傷されていた．本来であれば，抜歯の適応であろうが，患者さんはまだ20代の女性であった．炎症が抑えられ骨吸収さえ進行しなければ，インプラントにするのはもう少し歳を重ねてからのほうがよいという筆者の判断で，歯質の実質欠損部と根管をMTAセメントで封鎖した．

　冒頭でも述べたが，つねにパーフォレーションは思わぬところに潜んでいる可能性があり，術前のデンタルエックス線写真ですべてを読み取るのには限界がある．予期せぬ穿孔に遭遇したときには，ペリオ病変との合併症や歯根破折の有無，そして歯根のどの部位にあるかを慎重に検討する．穿孔部を封鎖し，本来の根管を理想的に拡大・根充できれば，難症例とならないケースも多い．しかし，パーフォレーションが存在する症例では，すでに歯質が菲薄となっている部位が必ず存在する．そのため，歯内療法に続いて行う補綴装置の様式選択や隣在歯との連結などの補綴設計も，長期的に安定した状態を維持するための重要な因子だと考える．

▶根管内からのアプローチを断念して意図的再植術を行ったケース

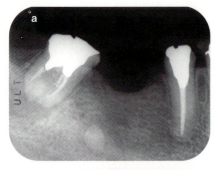
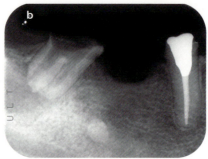

図27a 初診時（2008.8.27）．31歳，女性．右下が腫れた．7⏋の根尖部に透過像を認めた．GPを除去しファイルは難なく根尖に穿通できたため，苦労せずに根充できると思ったが，滲出液が止まらない状態が続いた．

図27b 初診より5か月（2009.1.8）．遠心根には根尖部で湾曲した根管を追従できていない直線的なパーフォレーションが存在していた．

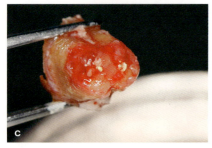
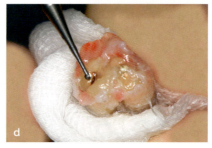

図27c, d 時間をかけてトライしてみたが，本来の根管にファイルを挿入することができず，意図的再植術を行った．本来の根尖孔と穿孔部にラウンドバーで逆根充窩洞を形成した．

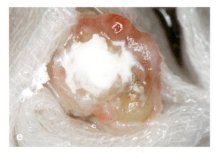
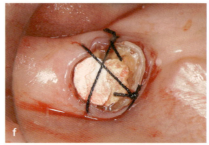

図27e, f 窩洞にスーパーボンド®を充填し，抜歯窩に再植した（適応外使用）．意図した位置に縫合で固定している．

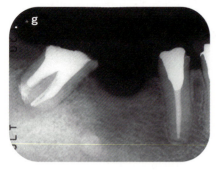
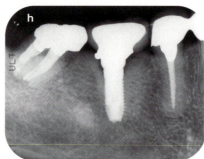

図27g 意図的再植時（2009.4.30）．遠心の歯肉縁上歯質を確保するため，完全に抜歯窩に戻さずに若干浅い位置に再植している．

図27h 初診より15年（2023.4.3）．7⏋根尖部は硬化性骨炎を認めるも症状はなく安定している．ナイトガードを作製したが使用してくれておらず，6⏋インプラント周囲に骨添加が起こっている．

▶歯質欠損部と根管をMTAセメントで封鎖したケース

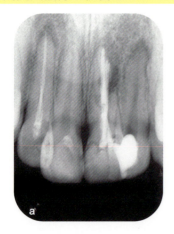
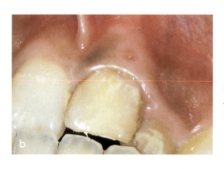

図28a, b 初診時（2017.1.17）．24歳，女性（歯科助手）．勤め先の先生に抜髄してもらった左上の前歯が腫れた．インプラント希望．サイナストラクトからGPが出てきた．

CHAPTER IV　人為的な要因に起因するもの

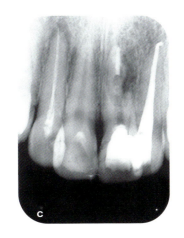 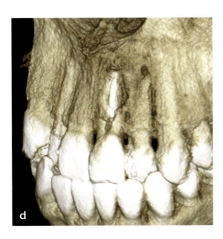

図28c　初診より1年7か月（2018.8.20）．とりあえず|2の根管治療を行い，|1の治療を開始．パーフォレーションと唇側の骨吸収像を認める．

図28d　水酸化カルシウム製剤の貼薬を繰り返しても，根管内に入り込む肉芽を処理できない状態が続いた．歯根部歯質の実質欠損が著しい（2017.2.8）．

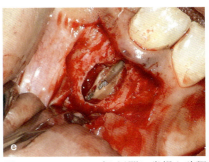 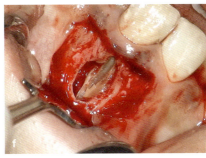 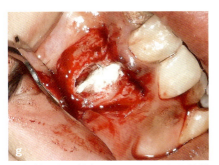

図28e～g　フラップを展開し歯根を確認したところ，パーフォレーションというよりも歯質が半分削合されているような状態であった．抜歯も考えたが20代の女性ということもあり，歯根の実質欠損部と根管内にMTAセメントを充填した（2019.8.10）．

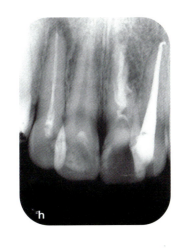 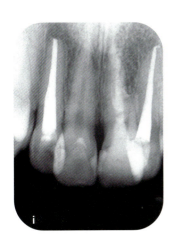

図28h　術直後（2019.8.17）．サイナストラクトと根尖部圧痛などの症状は消失した．

図28i　初診より7年（2023.12.20）．|1の歯根周囲の透過像は消失し，骨梁の回復を認める．2|2の根尖歯周組織も正常像となっている．

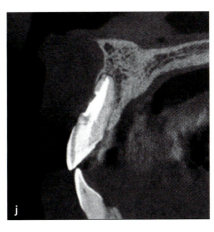 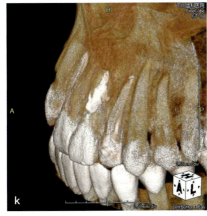

図28j, k　初診より3年（2020.11.12）．当然，穿孔部を覆う皮質骨までは回復していない．単なる延命処置だというご批判は甘んじて受けるが，炎症が消退し骨吸収さえ進行しなければ，インプラントはいつでも埋入できる．患者さんと長いお付き合いをする開業医だからこそ，可能となる数年単位の暫間処置があってもよいのではないかと筆者は考える．患者さんのライフステージを考え，教科書的な正解がつねにベストの選択であるとは思っていない．

129

5. レッジ

　レッジは湾曲を追従しきれずに，乱暴なリーミング操作を行うことで生じるテクニカルエラーであり，SSファイルだけでなくNi-Tiファイルでも起こりうる．予防策としては，湾曲根管の章で述べたプレカーブの付与およびトルクコントロール，それに関連して中間サイズのファイルの使用などが挙げられる．すでにレッジが存在する場合には，ファイルが食い込んでいく感覚を頼りに軌道修正をして根管の探索を行うが，根気が必要な作業といえる（図29）.

　ファイルにプレカーブを付与して本来の根管を見つける作業はただでさえ難しいが，レッジの位置が根尖部に存在する場合はさらに難易度が上がる（図30）．本来の根管を探索する際には小さなサイズ（#6, #8）のSSファイルを使用するが，通常その先端は直径が非常に細く柔らかい．そのため，プレカーブを付与した状態で根尖方向に圧をかけると簡単に折れ曲がってしまい，ファイルが食い込んでいく手指感覚を得られにくい．そのようなシーンで筆者が根管の探索に用いるのは，穿通力に優れたコシの強いSS製のMMファイルである（図31）．簡単には折れ曲がらず，手指感覚が得られやすいため，このようなシーンでは大変重宝している．

　ファイルが食い込んでいかない場合は，CT画像を参考にマイクロスコープ下でエンド用超音波ファイルを用いて慎重に起点を探っていく．穿孔してしまうと問題をさらに複雑化させてしまうため，それだけは避けたいところである．決して無理に歯質を削合することなく，フェザータッチでエンド用超音波ファイルが進んでいく感覚を頼りに，本来の根管を探索することが肝要である（図32）．レッジが根尖部付近に存在し，どうしても本来の方向にファイルを通すことができない場合には，外科的歯内療法の可能性を視野に入れつつ，その位置でしっかりと拡大・根充を行うしかない．外科的歯内療法を前提とする場合には，MTA単体で根管充填を行ってもよいだろう．

▶レッジが存在するケース

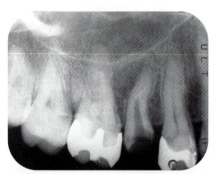
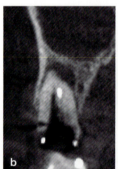
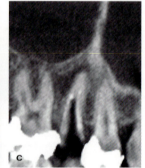
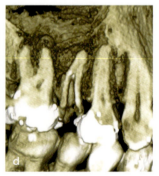

図29a　初診時（2022.6.3）．35歳，女性．右の顔が腫れた（他院からの紹介）．

図29b〜d　同CT画像．根管が大きく近心方向に湾曲する根中央部付近にGPが残存しており，根尖部透過像が歯根の遠心を囲むように存在しているため，外湾部にパーフォレーションが存在する可能性も疑った．上顎洞炎を併発している．

CHAPTER IV 人為的な要因に起因するもの

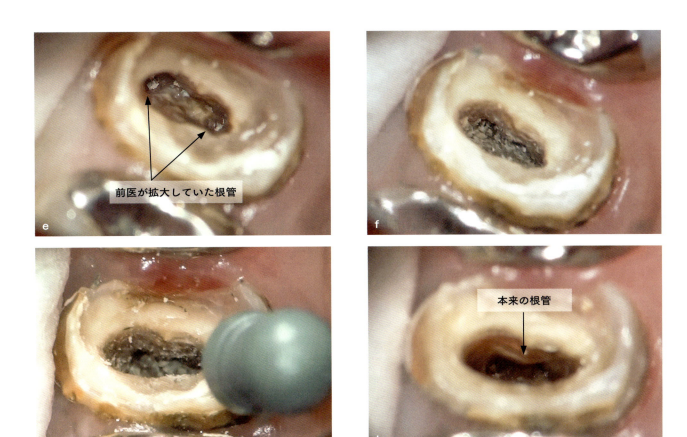

図29e〜h　根中央部にパーフォレーションはなかったが，前医の根管拡大によってレッジが形成されており，エンド用超音波ファイルを用いてファイルの筋道の軌道修正をする必要性があった．水平的に見て中央寄りかつ内湾部に本来の根管が存在しており，ファイルを穿通することができた(2022.6.6)．

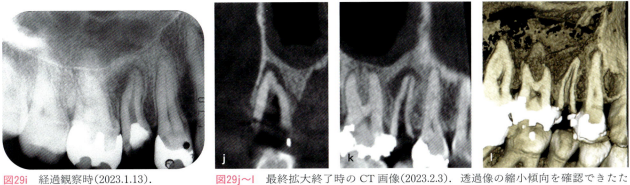

図29i　経過観察時(2023.1.13)．

図29j〜l　最終拡大終了時のCT画像(2023.2.3)．透過像の縮小傾向を確認できたため，根管充填の準備に入った．上顎洞の含気性も改善傾向にある．

図29m　根管充填時(2023.2.7)．すでに根尖部透過像は縮小し始めている．
図29n　初診より2年(2024.7.27)．経過が短いので安定しているとは言い難いが，根尖部透過像は縮小し骨梁の回復を認める．

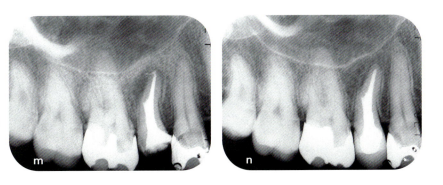

▶ 根尖部にレッジが存在するケース

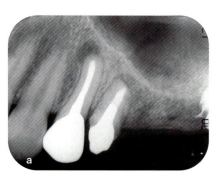
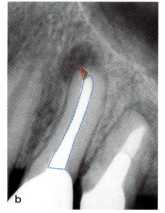
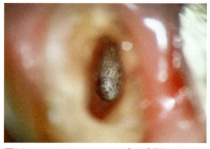

図30a, b　初診時（2014.5.20）．36歳，女性．左上が腫れた．|4の根尖孔は近心方向に湾曲しており，根管はしっかりと拡大され，湾曲部の手前までGPが充填されている．嫌な予感がした．

図30c　マイクロスコープで確認しながらGPを除去し，近心に向かっている本来の根管にファイルを食い込ませる起点を，O・Kマイクロエキスカで探っていった．

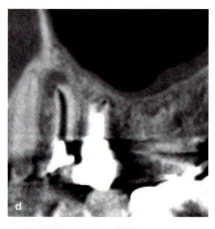
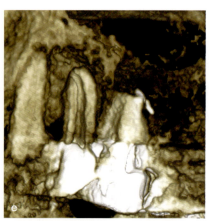

図30d, e　コシの強い穿通用ファイルにプレカーブを付与し，本来の根管を穿通できた．穿通できたファイルのプレカーブを最終拡大ファイルまで同様に付与し，根管拡大を修了した（2016.1.23）．

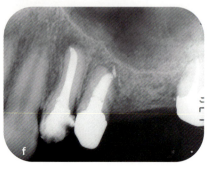
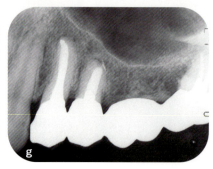

図30f　根管充填時（2016.3.26）．本来の根管形態を壊すことなく，根管形成を終えている．

図30g　初診より10年（2024.2.26）．|4の根尖部歯周組織は正常像に回復している．

▶ 穿通のためのファイル

- 根管口の探索
- ガッタパーチャポイントの除去
- レッジ部位における本来の根管の探索
- 目詰まりを起こした際の再穿通

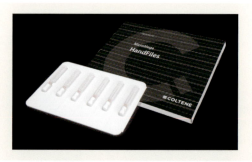

図31　MMファイル 滅菌済みK #6，#8，#10，#15（Micro-Mega社／ヨシダ）．根管口の探索や本来の根管を探る際に大変重宝している．※通常の湾曲根管には使用していない．

CHAPTER IV　人為的な要因に起因するもの

▶根尖部にレッジが存在し手用ファイルで穿通できなかったケース

図32a, b　初診時(2018.6.18). 40歳, 女性. 左上が重苦しい. 6の近心根根尖部には透過像を認め, 上顎洞内に歯根を囲む不透過像を認める. マイクロスコープを使用した自費の根管治療を受けた既往があるらしく, MB2もしっかりと拡大されていた.

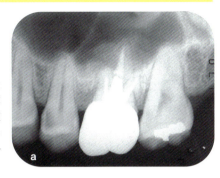
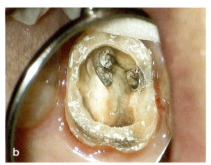

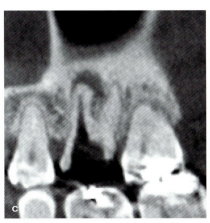
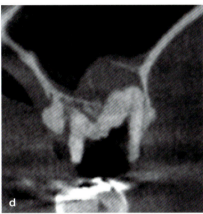
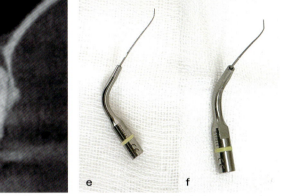

図32c, d　しかし, 原因根であるMB1は根尖部で遠心方向に湾曲している本来の根管を追従できておらず, レッジが形成されていた(2019.4.1). MMファイルにプレカーブを付与し穿通を試みたが, ファイルが食い込んでいく感覚は得られなかった.

図32e, f　エンド用超音波ファイル(AMファイル #15 21mm：サテレック社／白水貿易)にプレカーブを付与し, マイクロスコープ下にてフェザータッチで食い込んでいく感覚を頼りに歯質を削合した.

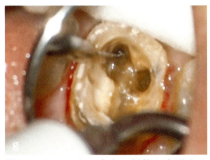
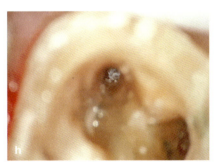
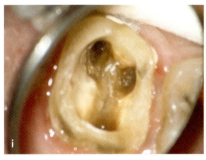

図32g〜i　MB1の本来の根管を穿通することができた(2019.8.10).

図32j　根管充填時(2019.7.8). MB1の根尖孔外にシーラーが溢出しているが, 症状は消失している.

図32k　初診より6年(2024.1.27). 根尖部の透過像および上顎洞内の不透過像は消失し, 上顎洞底線は明確となっている.

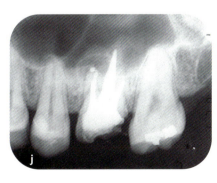
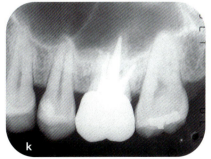

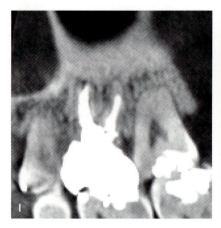
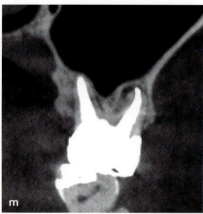

図32l, m　初診より3.5年（2021.12.21）．冠状断像ではMB1根尖部に歯根膜の肥厚像を認めるが，骨梁は回復している．現在，症状もなく安定している．

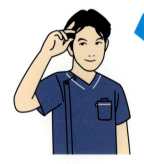

POINT!

　レッジの修正は根気がいる作業であり，とくに根中央部より根尖側に存在するレッジの修正は必ず成功するとは限らない．よってあまり時間をかけることができない患者さんには，穿通できる部位まで拡大し外科的歯内療法を視野に入れることもある．しかし，CTで本来の根管の存在を確認できるのなら，チャレンジする価値はある．本来の根管に穿通できたときの感激もひとしおである．

CHAPTER

V

病態に起因するもの

はじめに

歯内療法を行うことで，速やかに症状が改善されて患歯の保存が可能となり，長期的に安定した予後が得られることは術者・患者さん共通の願いである．しかし，なかには歯内療法に取りかかってみたものの症状が一向に改善しないケースがあり，それらのなかにそもそも歯内療法の適応症でないものが含まれていることも少なくない．CHAPTER IIで述べた診断の重要性を改めて強調しておきたいが，臨床では初診時に必ずしも確定診断ができるわけではない．症状の推移とさまざまな情報を基にあらゆる可能性を検討し，必要に応じて診断の変更を行う柔軟性を身につけておきたいものである．

この章では，通常の根管治療だけでは治癒に導くことができない病態とその対応を呈示する．症状の改善が得られないケースにおいて，診断を見直す際に役立てていただきたい．

1. 根管治療の適応症でないもの

根管治療の適応症ではないものに延々と治療をしてしまい，患者さんに迷惑をかけた苦い経験が筆者にもある．たとえ時間と労力をかけて一生懸命に治療をしたとしても，結果が悪ければ患者さんからの信頼を失ってしまう．そのような事態を避けるために，歯内療法を行う歯に対して必ず確認しておきたい診査事項がある．

- 歯周ポケットの測定
- 歯髄電気診による歯髄の生死の判定

筆者が卒直後の頃は，<u>歯周ポケットの測定</u>は文字どおり歯周疾患に罹患したあるいはその疑いがある症例に対して行う診査だと勝手に思い込んでいたが，これは明らかな間違いである．歯内療法を行うすべての歯に対して必ず行われるべき重要な診査事項であり，歯内疾患の診断をする際に欠かせない貴重な情報が得られる（図1）（関連病態：歯根破折，セメント質剥離，エンド・ペリオ病変など）．

<u>歯髄電気診による歯髄の生死の判定</u>は，歯内療法未処置歯に対する診断を確定する際に有効である．CHAPTER Iで述べたように垂直的なアピカルストップの設定位置が感染根管と非感染根管では異なる．そのため，ファイルを根管に挿入する前に歯髄のvitalityに関する診断を確定しておかなければならない．問診と画像診断（歯髄腔とう蝕や修復物，覆罩材との位置関係，根尖部透過像）を基に根尖部圧痛，打診痛などの情報を総合して診断を決定するが，判断に迷う際には歯髄電気診が決定打となることも多い（図2）（関連病態：エックス線透過像を呈していない初期の根尖性歯周組織炎，セメント質剥離，セメント質骨性異形成症，咬合性外傷）．

一方で，歯髄電気診は非常に有益な診査であるが，その精度は100％ではないことがよく知られている（図3）．とくに，生活歯髄と失活歯髄が混在しているような複根管歯や幼若永久歯などでは判断がつきにくい．どうしても診断に迷う際には，浸潤麻酔を行わずにバーを髄腔に進めていく切削診を行い，確定診断とすることもある．

次に，根管治療だけでは治癒に導くことができないと考えられる各病態について述べてみたい．

CHAPTER V 病態に起因するもの

▶歯周ポケットとの交通（歯根破折）

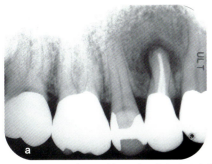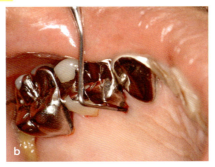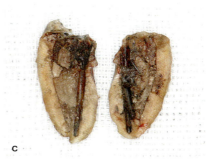

図1a〜c　64歳，男性．4|の咬合痛を主訴に来院．根尖部に透過像を認める．歯周ポケット検査を行ったところ，プローブの先端は根尖に達したため，歯根破折と診断し抜歯を行った．一見すると，普通の根尖病変のように見える．

▶セメント質骨性異形成症

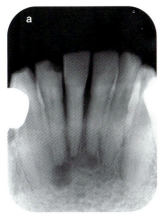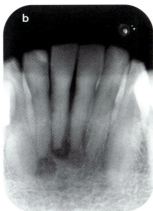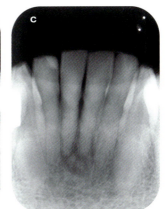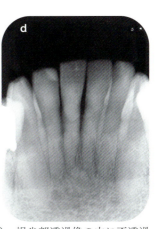

図2a　初診時（2006.11.9）．55歳，女性．スクリーニングで発見．2+1にかけて根尖部透過像を認めた．歯髄電気診ではすべてvital（＋）を示し，セメント質骨性異形成症と診断した．

図2b　初診より4年（2011.2.21）．1|の根尖部透過像が明瞭になっている．

図2c　初診より9年（2015.5.29）．根尖部透過像の中に不透過像を認め始めた．

図2d　初診より13年（2019.1.28）．透過像は不透過像へと変化し，この状態では一連の変化を想像できない状態となっている．

▶歯髄電気診の精度

図3　歯髄電気診の信頼性に関する文献．歯髄電気診の信頼度は非常に高いことが示唆されているが，100％を示す検査はないことも事実である．

> 壊死した歯髄を表す非感受性反応の正確率がCold testで89％，Heat testで48％，電気診で88％であることを示した．また，生活歯髄を表す感受性反応の確率はCold testで90％，Heat testで83％，電気診で84％であることを示した．
>
> （Petersson K, et al, 1999より）[1]

> Cold testとEPTは，症例の80％以上で歯髄活性を正確に診断する可能性がある．
>
> （Lin J, Chandler NP, 2008より）[2]

(1) 歯根破折

筆者が経験した根管治療が奏功しない症例で，かなりの割合を占めていたのが歯根破折歯であった（図4）．現在，歯内療法を行う歯に対しては保険診療と自費診療にかかわらず，ほぼマイクロスコープを使用するため，以前と比べて格段にクラックを発見できることが多くなった（図5）．

歯にクラックがないことが根管治療を成功に導くための前提条件であり，まず最初に軟化象牙質をしっかりと除去し，クラックの有無を拡大鏡下で確認することは必須となる．また，近年ファイバーコアが装着された歯の再根管治療をする機会も多くなってきたが，根管壁を覆っているコア用レジンをすべて除去しなければ，クラックを発見することができない．可及的に歯質を温存し根管内のレジンだけを削合するためにも，拡大鏡下での作業が望ましいといえる．

▶日本人が歯を喪失する原因

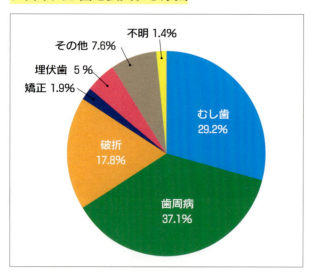

図4 二大疾患に次ぐ割合を占めているのが歯の破折である．もちろん，左記の各疾患と欠損状態が複雑に影響し合っている話であるが，口腔内にパラファンクションの形跡がある患者さんはとくに要注意である［公益財団法人 8020推進財団．平成30(2018)年 第2回永久歯の抜歯原因調査より引用改変］．

▶歯根破折

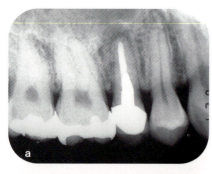
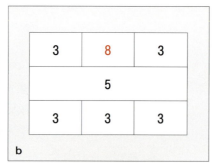
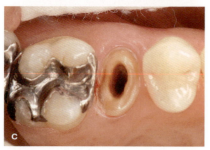
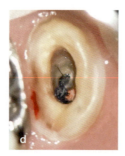

図5a 5|の腫脹を主訴に来院（2015.1.28）．5|の根尖部透過像は単なる根尖病変のように見える．
図5b 歯周ポケットは頰側の1点にのみ深い値を認めた．歯根破折の可能性が高いことを説明した．
図5c 簡単にコアを除去できた．手応えのなさは歯根破折歯の特徴の1つである．しかし，歯頸部歯質にクラックは認められなかった．
図5d メチレンブルーで染色をし，マイクロスコープで根管内を観察すると，応力がかかるポスト先端部にクラックを認めた．以前であればこのことになかなか気づけず，延々と根管治療をやっていただろう．

CHAPTER V 病態に起因するもの

▶歯根破折の診断

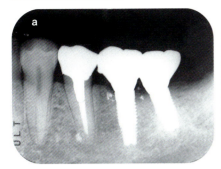

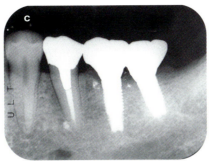

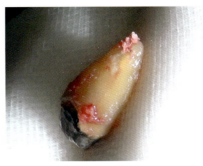

図6e 意図的再植術を行い，隣接面の接触点直下にクラックを認めた．歯周ポケットの数値だけでなく，症状と画像診断と既往から総合的に歯根破折と診断したケースである．

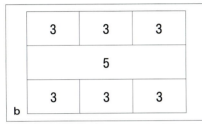

図6a,b 初診時（2015.11.26）．「5の咬合痛を主訴に来院．歯根膜腔が明瞭となっており，咬合調整を行って経過観察とした．

図6c,d 初診より3年（2018.9.6）．咬合痛が再発．どの角度からもプローブは深く入らなかったが，症状とデンタルエックス線画像より歯根破折と診断した．

▶垂直性歯根破折の保存を試みる条件

- 患者さんが歯の保存を強く希望され，チャレンジケースであることを理解できている．
- 将来的に抜歯となった場合にもインプラントを希望されていない．
- デンタルエックス線写真で破折片が分離していない（陳旧性でない）．
- 歯周ポケットはクラック部のみ深く他は正常範囲である．
- 義歯の鉤歯でない．
- できれば両隣在歯と連結固定できることが望ましい．

図7 この基準をクリアできない場合は抜歯を行う．

①歯根破折の診断

基本的にはプロービングデプスの値がもっとも参考になる．ウォーキングプロービングで測定された歯周ポケットの数値が歯面の1，2か所だけ極端に深い場合には，歯根破折を疑ったほうがよいだろう．もちろん，咬合状態やパラファンクションのサインなども診ておく必要がある．陳旧性のものであれば，デンタルエックス線画像で歯根が分離しており一目瞭然であるが，クラックが入っているだけのケースでは，歯根膜腔の拡大と歯槽硬線の消失のみを認める場合も多い（図6）．

ここで重要なことは，<u>どんなにイージーケースと思われる根管治療であっても，治療に介入する前に必ず患者さんに歯根破折の可能性を伝えておく</u>ことである．術者が歯根破折を想定できていないまま，補綴装置を除去して初めて気づくようでは説明が後手後手に回ってしまい，患者さんから不信感を招く結果となる．失活歯であればクラックはどこにあっても不思議ではない．

②垂直性歯根破折歯への対応

原則的に垂直性歯根破折を認めた歯は抜歯の適応である．しかし，筆者の臨床では以下の条件を満たす場合に意図的再植術を行い，クラックの封鎖と歯の保存を試みる（図7）．あくまでも筆者の経験則を踏まえたうえでの個人的な基準である．以前は，フ

▶垂直性歯根破折歯への対応

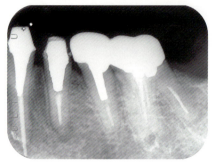

図8a 初診時(2004.2.20). 60歳, 女性. 左下が腫れた. 4̄の近心側には歯槽硬線と歯根膜腔の肥厚像を認める.

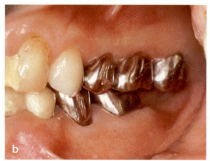

図8b,c 歯周ポケットからも歯根破折と診断した. CTやマイクロスコープを導入する前の開業直後のケースである.

4	3	4
	4	
4	8	4

c

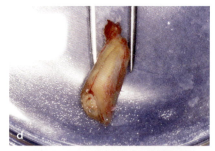
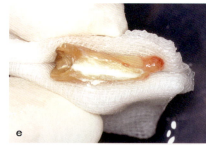

図8d,e 抜歯を行い歯根の外表面に認められたクラックをバーで追及し, スーパーボンドにて封鎖した後に再植を行った.

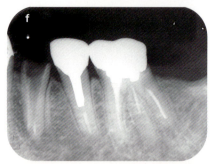
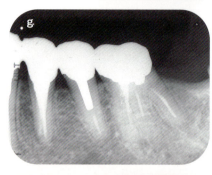

図8f 意図的再植時(2005.1.14). 完全に抜歯窩に戻さず, 若干浅く再植している.

図8g 補綴装置装着時(2005.10.11). 両隣接歯と連結した冠を装着した.

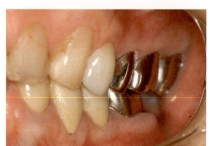
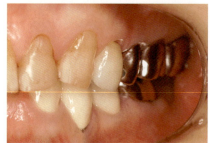
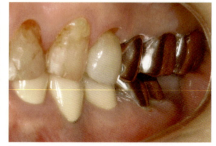

図8h 補綴装置装着後(2006.11.20).　図8i 初診より8年後(2012.4.3).　図8j 初診より20年後(2024.5.21).

ラップを翻転し歯根外表面から, あるいは根管内からクラックを追及し封鎖を試みることがあった. しかし, 結果的にクラックを完全に追求しきれておらず, 経過不良となるケースもあったため, 現在では意図的再植術による対応のみとしている(図8, 9).

垂直性歯根破折歯に接着を応用して保存する治療に対して賛否両論あることは承知しているが, 歯の保存を強く希望される患者さんも多い. チャレンジケースであることを理解していただいたうえで保存を試みることは, 単なる延命処置という意味合いにとどまらず, 一定の臨床効果があると考える(図10). 要は術者と患者さんとの関係性のなかで, そのメリット・デメリットをお互いが共有できていればよい話であり, 第三者にとやかくいわれる筋合いのものではない. しかし, その説明はあくまでも客観的であるよう心がけている.

CHAPTER V 病態に起因するもの

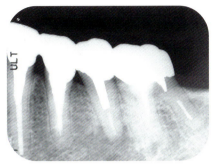
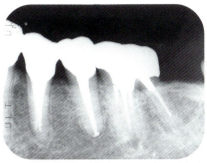
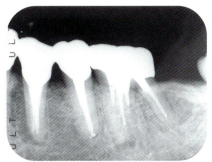

図8k 初診より10年(2014.4.11). この頃までは頬側のクラック部の歯周ポケットは4mmで安定していた.

図8l 初診より15年(2019.5.14). ご主人の介護で来院が途絶えがちになった.

図8m 初診より20年(2024.4.5). 4の近心は透過像が広がっており, 接着した部分の再破折が起こっている可能性もある. 症状がないため患者さんは治療介入を望んでいないが, そう遠くない将来に抜歯となるときが来そうである. 垂直性歯根破折歯の治療は, 絶えずメインテナンスを行っていなければ危ういといえる.

▶垂直性歯根破折歯への対応

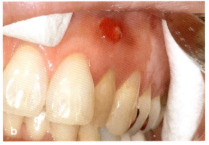
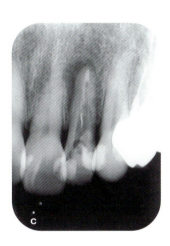

図9a〜c 初診時(2022.8.4). 45歳, 女性. 他院にて根管治療中の2の腫脹が改善されないことを主訴に来院. 2の根尖部に透過像, 口蓋側にパーフォレーションを認め, プローブは根尖近くまで到達した.

図9d,e 根管内の水酸化カルシウム製剤を除去すると, 頬側隅角部に2本と口蓋側に1本の計3本のクラックを認めたため, さすがに保存不可能と判断した.

図9f しかし, 患者さんは「ダメ元で残してほしい」と保存を強く希望された. 瘻孔は消失していなかったが, 意図的再植術を予定し根管充填を行った(2022.9.28).

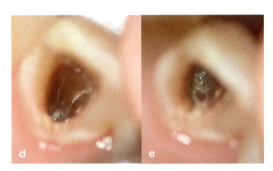
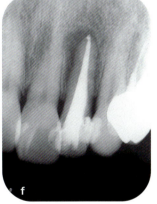

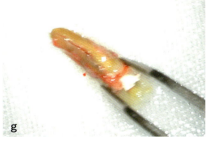
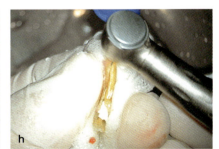
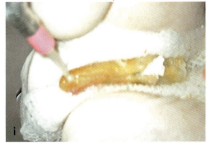

図9g〜i 1/4カーバイドバーでクラックを根管方向に追及していき, スーパーボンド®で封鎖を行った. 3本のクラックそれぞれに同様の操作を行っている.

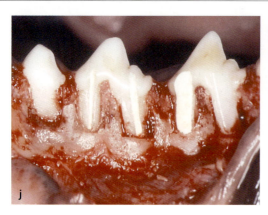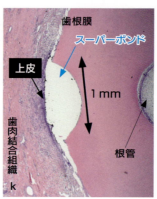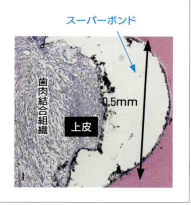

図9 j～l　スーパーボンド®の幅と上皮の関係性を観察した二階堂らの実験．クラックを封鎖したスーパーボンド®の表面を歯根膜や歯槽骨が覆うことはないため，スーパーボンド®の幅が狭いほうが予後に有利と考えられる．このため，クラックを追及する窩洞は狭く深くというイメージで形成する［j：元木洋史，菅谷勉，川浪雅光．垂直破折歯根の接着治療後に歯周組織に接するレジンの幅が上皮の根尖側移動に及ぼす影響．日歯保存誌．2005；48(5)：733‐42より転載／j～l：二階堂徹(監)，菅谷勉，海老原新(著)．垂直歯根破折歯を救え！いざという時使いたいサイエンス＆テクニック．東京：クインテッセンス出版，2013より引用］．

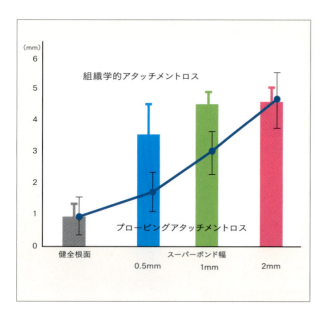

図9 m　スーパーボンド®の幅とアタッチメントロス．スーパーボンド®の幅が広くなるほど上皮の下方増殖が大きくなる．また，スーパーボンド®の幅が狭いほどポケットプローブ先端はポケット上皮の最根尖側まで届きにくくなる［元木洋史，菅谷勉，川浪雅光．垂直破折歯根の接着治療後に歯周組織に接するレジンの幅が上皮の根尖側移動に及ぼす影響．日歯保存誌．2005；48(5)：733‐42より改変のうえ転載／二階堂徹(監)，菅谷勉，海老原新(著)．垂直歯根破折歯を救え！いざという時使いたいサイエンス＆テクニック．東京：クインテッセンス出版，2013より引用］．

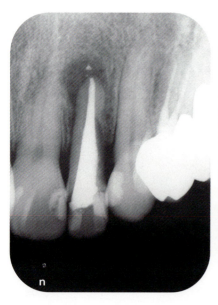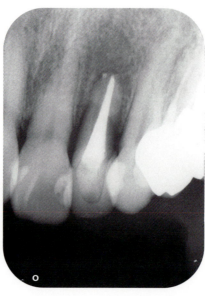

図9 n　意図的再植後(2022.11.11)．口蓋側の穿孔部を歯肉縁に位置づける必要性があったため，完全に抜歯窩に復位せずに意図的に浅く再植している．

図9 o　術後1年3か月(2024.2.15)．まだ1年の経過しかなく，ただやりましたとしかいえないが，現在のところ経過は良好である．

CHAPTER V　病態に起因するもの

▶ 垂直性歯根破折歯への対応

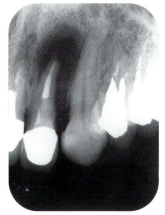 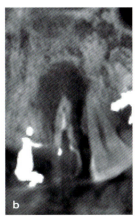 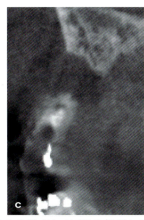 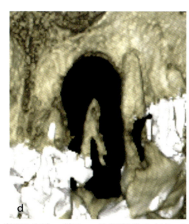

図10a　初診時(2019.12.9)．44歳，女性．他院にて|2を抜歯してインプラントといわれ，歯の保存を希望されて来院．歯根破折の典型像ともいうべき透過像を呈している．

図10b～d　ファイバーポストを除去してCTを撮影した(2020.9.9)．著しい骨吸収像を呈しており，このまま抜歯をすれば垂直的な骨増生をともなう大がかりなGBRが必要となる可能性が高い．

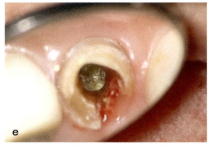 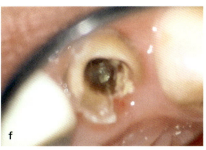 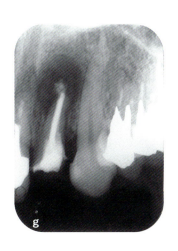

図10e, f　口蓋側は骨縁近くまで実質欠損が及んでおり，クラックを認めた．しかも，根尖部の唇側にパーフォレーションまで存在し，この歯は満身創痍の状態であると抜歯を勧めたが，この患者さんも「ダメ元で残してほしい」と保存を強く希望された．
図10g　根管充填時(2021.5.19)．意図的再植術を予定し，数回の根管治療後に根管充填を行った．骨梁の回復を若干認める．

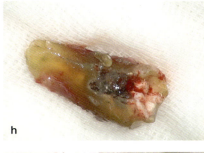 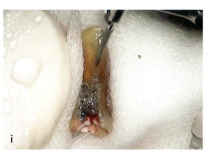
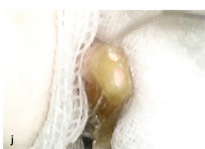 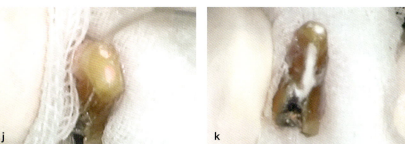

図10h～k　抜歯を行い，クラックを追及していった．このときはダイヤモンドコーティングされたエンド用超音波チップを用いている．根尖部の穿孔部と根尖孔に逆根充用の窩洞を形成し，スーパーボンド®で充填を行った．

143

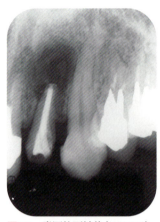
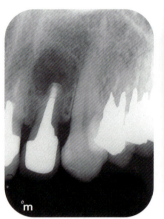
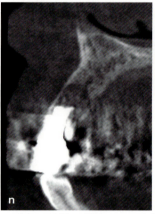
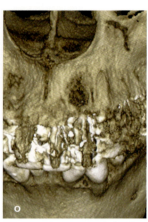

図10l 意図的再植後(2021.7.19)．口蓋側の穿孔部を歯肉縁に位置づけるために，完全に抜歯窩に復位せず意図的に浅く再植している．

図10m〜o 術後3年(2024.5.24)．現在，腫脹や動揺などの症状はまったくない．3年経過しても依然として根尖部の透過像を認めるが，初診時と比較して骨梁の回復を認める．この状態であれば，もし抜歯となった場合でも大掛かりなGBRを必要としないだろう．そのような意味でこの治療は単なる延命処置という範疇にとどまらず，一定の意味を成したといえる．

③歯根破折の予防

一般的に垂直性歯根破折の予防策としてポストコアの材質に関する議論をよく耳にするが，メタルコアでも図11に示すような要件（とくにフェルールを獲得できる歯肉縁上歯質）を満たすことができれば，世間でいわれているほど悪者ではないと感じている．

筆者は再治療時の介入のしやすさなどを総合的に判断し，今でもほとんどのケースでメタルコアを採用するが，歯冠部歯質が3〜4壁残存している場合はレジンコアで対応し，ポスト窩をまったく形成せずに歯質の温存に努める．また，歯内療法のテクニック的な面からみると，ポストコアの材質以外にも注意を要する破折因子があり，それがファイルのトルクコントロールである．

手用ファイル，機械用ファイルのいずれにおいても過度のトルクは歯根にマイクロクラックを発生させるおそれがある．経年的な負荷によりマイクロクラックが発達して歯根破折を惹起することは想像に難くない．手用ファイルであれば，教科書的に許容されている1/4回転(90°)を越えて回転させないよう，また，前章で紹介した中間サイズのファイルを併用するなどして，過度のトルクがかからないように注意しなければならない．

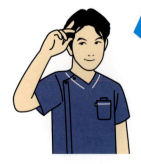

POINT!

垂直性歯根破折歯に対しては，過去の失敗経験から意図的再植のみの対応としている．患者さんにはチャレンジケースであることをしっかりと説明し同意を得ておくことが重要である．しかし，クラック表面に骨再生が起こるわけではないため，継続的なメインテナンスが欠かせない．

▶メタルコア形成の際の注意点

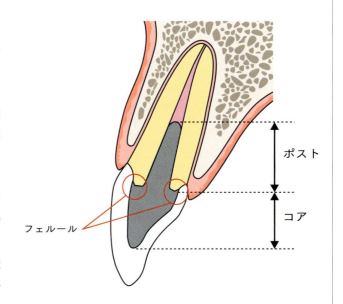

①う蝕象牙質を完全に除去する．

②臼歯部においてルートトランクが長く，これを利用してコアの維持を獲得できるケースでは，ポストを形成しない．

③ポストコア形成では可及的に歯頸部の歯質を厚く残し，近遠心的に健康歯質を削除しない．根管の形態に沿って形成する．

④メタルコアの場合，ポストは唇舌幅をもたせ，コアの回転を防ぐ．水平的に根管拡大ができていれば，根充材だけを取り除けば必然的にそのような形態になる．

⑤ポストの先端が角張っていると歯根に応力が伝わりやすいため，丸みがつくような形態を付与する．

⑥根管壁に根充材を残さない．すなわちポスト部の根管壁の表面は完全に健康歯質であること．

⑦根管拡大により，やむなく根管歯質が薄くなった根には極力ポストを形成しない．

⑧上顎大臼歯の頬側根，下顎大臼歯の近心根は歯根部歯質が薄いため，長く太いポストを形成しない．

⑨歯質が完全に崩壊した残根などで，上記の根にポストを形成しなければならない場合には分割コアを採用し，歯質の削除量を極力抑える．

⑩最終支台形成の状態でメタルコアと歯質の移行部には，十分な歯質の厚みが必要である．

⑪メタルコアのマージンが，健康歯質を十分覆う（フェルール）デザインが必要である．つまり，メタルコアが歯質を掴み，メタルコアと歯質をクラウンが掴むという二重のフェルール効果によりコアの回転防止と歯根に楔作用が働くことを防ぐ．

⑫メタルコアを除去する場合，根管象牙質を削合せずに一塊としてこれを除去する．その際，無理な力をかけて歯根にダメージを与えない．

⑬コアと歯質の移行部が歯肉縁下になる場合は，歯根挺出またはクラウンレングスニングを行い，歯肉縁上に健康歯質を獲得する．コアと歯質の境界は最終補綴装置のマージンより歯冠側に設定する．

⑭メタルコアの設計は，歯周外科後に上部構造のフィニッシングラインが決定してから製作し，装着することが望ましい．

⑮補綴設計として，失活歯単独でガイダンスの機能を付与することは，構造上無理であることを十分認識しておく．

図11 メタルコアの要件．メタルコアを批判する前に，これらの要件を満たすメタルコア形成を行えているかどうかを確認してもらいたい．これらを遵守すれば世間一般でいわれているほど悪い様式ではない［下川公一（監著），倉富覚、（著）．長期経過症例から紐解く根尖病変と骨縁下欠損　その傾向と対策．東京：クインテッセンス出版，2021；134より引用］．

（2）セメント質剥離

　歯内疾患と鑑別診断を要する病態にセメント質剥離がある．セメント質剥離の発生は高齢者に多く，成因はいまだ解明されていないが，バーティカルストップが崩壊した症例の前歯部やパーシャルデンチャーの鉤歯などに認められることが多いため，機能圧の過重負担が関係していると考えられている．デンタルエックス線画像では根尖病変様のエックス線透過像を呈することもあり，根尖性歯周組織炎との鑑別診断をしっかりと行う必要がある（図12）．

　セメント質剥離によって歯周ポケットの形成と骨吸収を併発することが多く，サイナストラクトを形成している場合などでは，GPを挿入してデンタルエックス線撮影を行うことと歯周ポケットの診査は欠かせない．また，生活歯であればセメント質が剥離した状態でも，歯髄は活性を維持していることが多く，歯髄電気診も診断の一助となるだろう．

▶セメント質剥離

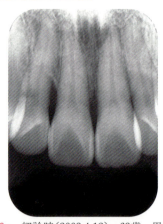

図12a　初診時（2003.4.12）．63歳，男性．左上の前歯に違和感がある．上顎左右両側遊離端欠損で前歯部の過重負担が原因であると考え，咬合調整をして経過観察とした．

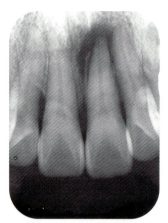

図12b　初診より3年（2006.1.21）．⏌1根尖部にサイナストラクトを認めた．⏌1の根尖部透過像を根尖病変と短絡的に診断し歯内療法を行った．無麻酔下で削合途中に知覚があり，診断を見直すチャンスがあったにもかかわらず「失活しかけている歯髄」と判断．麻酔下で根管治療を継続した．

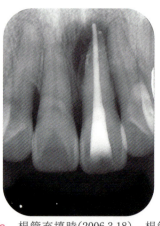

図12c　根管充填時（2006.3.18）．根管内には腐敗臭もなくサイナストラクトが消失しないため首をひねっていたが，ここでようやく根尖部透過像のなかに非常に明瞭な剥離片様の不透過像があることに気づいた．

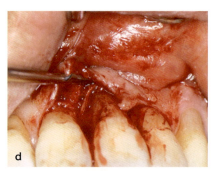

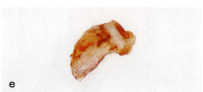

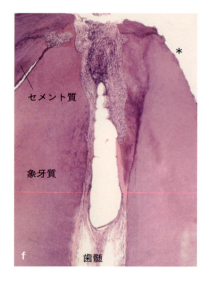

図12d, e　フラップを展開してみると，セメント質の剥離片と思われる硬組織が存在していた．サイナストラクトはその後消失したが，2年後に抜歯となった．診断ミスを重ねた当時の筆者に対してわれながらあきれてしまう．最終的に抜歯となることに変わりはなかったかもしれないが，歯内療法に関しては不要であり患者さんの時間を無駄にしてしまったと猛省している．

図12f　下川公一先生が作製された別症例のセメント質剥離症例．病理組織標本では，歯髄腔は生活歯髄で満たされており，根尖部のセメント質が欠落している（＊の部分）［下川公一（監著），倉富覚，（著）．長期経過症例から紐解く根尖病変と骨縁下欠損　その傾向と対策．東京：クインテッセンス出版，2021；299より］．

CHAPTER V 病態に起因するもの

▶ セメント質剥離

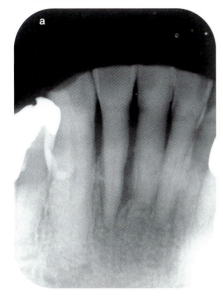
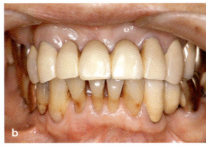
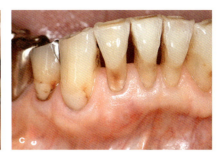

図13a 初診時(2014.12.24). 82歳，男性．右下の前歯が腫れた．2|の近心に深い骨縁下欠損と根尖部歯根膜腔の肥厚像を認める．剥離片を認めないが，頬舌側に存在する場合やすでに自然排出されている場合など，必ずしもこれを確認できるわけではない．

図13b, c プラークコントロールは良好であった．下顎前歯部は全体的に山なりに挺出し，歯頚部には楔状欠損，切端にかなりの咬耗を認めることからブラキサーであることがわかる．歯髄電気診で2|は vital(＋)を示した(2015.2.9).

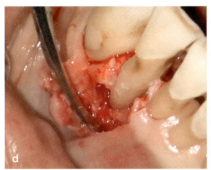
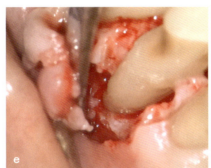
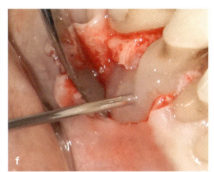

図13d～f セメント質剥離と診断し，歯内療法は行わず歯周組織再生療法を行った．歯根表面は粗造な状態を呈しており，これを滑沢化してエムドゲイン®ゲル(ビオラ社)を塗布した(2015.2.9).

図13g 初診より8年(2021.7.15). 骨欠損部の透過像は回復傾向にあるが，近心の歯槽硬線は回復しておらず，歯根膜腔も正常像とはいえない．

図13h 症状は安定し，その後歯肉が腫脹することは一度もないが，セメント質剥離の症例に関しては，完全な正常像に回復することは難しいというのが臨床実感である(2016.6.9).

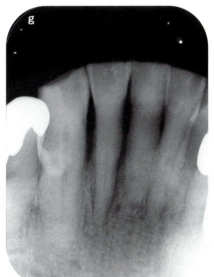
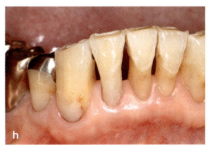

　セメント質剥離は歯内療法の適応症ではなく，歯周組織の破壊が進んだケースでは残念ながら抜歯となることが多い．剥離片の除去と同時に歯周組織再生療法で対応したケースもあるが，完全な正常像になるまでは回復しないのが実感である(図13)．延命処置の域を出ない感があるが，これも患者さんとの話し合いのなかで決めればよいことであろう．

147

2. 根管治療の適応症と考えられるもの

　この項では根管治療の適応症と考えられるケースであっても、歯内療法だけでは治癒に導くことのできない病態に関して、その対応を呈示してみたい.

（1）根尖部フェネストレーション

　感染根管処置における目標は、細菌を含めた根管内の起炎因子をゼロにすることであるが、複雑な根管系の構造上の理由により、人の手でそれを達成することは不可能だと考えられる. しかし、それでも処置が成功する理由は生体の防御反応がベースにあるからである. では仮に、完全な無菌化を行うことができたとしたら原則的に炎症は消退するはずであるが、それでも症状が改善されないことがある. 根尖が歯槽骨のハウジングに収まらず露出した状態、いわゆる根尖部フェネストレーションを呈しているケースであり、上顎犬歯では日本人の約30％に認めるとしている教科書もある[3]（図14, 15）.

▶根尖部フェネストレーション

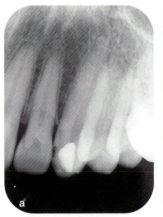
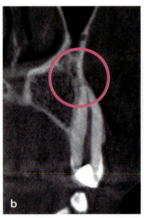
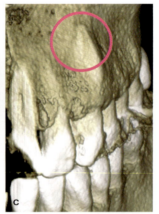

図14a〜c　35歳，女性．歯科衛生士．抜髄した犬歯が痛い（他院からの紹介）（2023.10.19）．根管内を確認すると抜髄処置に不備はなく，根尖部フェネストレーションを疑ってCTを撮影した．└3部の頬側支持骨は非常に薄く，根尖の一部が骨のハウジングから露出しているようにも見える．

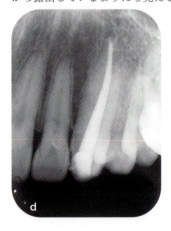
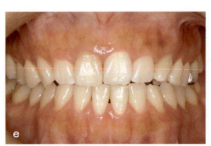

図14d　根尖部でレッジ形態となっていた本来の根管を穿通し，通常の根管治療を行うことで症状は改善した（2024.3.12）．
図14e　口腔内写真を示す．上顎前歯の歯軸はやや内側を向き，審美的に理想的な歯軸に近い．しかし，この条件は歯槽骨幅が厚いコーカソイドでは問題を起こすことはないかもしれないが，骨幅が狭いモンゴロイドでは根尖部フェネストレーションのリスクが高い歯軸方向だといえる．内側に向いている上顎犬歯は要注意である．

CHAPTER V 病態に起因するもの

▶根尖部フェネストレーション：上顎前歯部～第一大臼歯近心

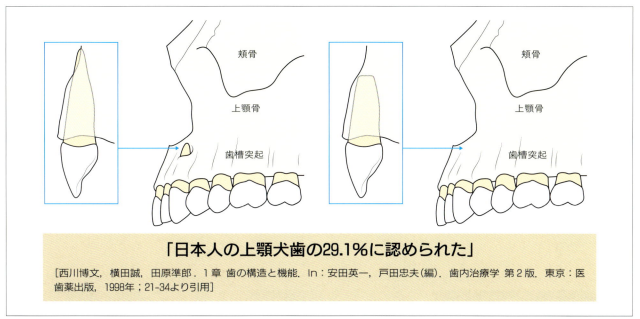

「日本人の上顎犬歯の29.1%に認められた」

[西川博文, 横田誠, 田原準郎. 1章 歯の構造と機能. In：安田英一, 戸田忠夫（編）. 歯内治療学 第2版. 東京：医歯薬出版, 1998年；21-34より引用]

図15　とくにモンゴロイドは，上顎前歯部から第一大臼歯にかけて頬側の支持骨が薄く，骨幅や歯軸の方向によって根尖部が骨のハウジングから逸脱していることがある．術後に強い根尖部圧痛を訴える場合，歯内療法とは無関係なことが多く，歯根端切除術を行って根尖をハウジング内に収める必要がある（倉富　覚，．ゼロから見直す根尖病変 基本手技・難症例へのアプローチ編. 東京：医歯薬出版, 2017；122より引用改変）.

　生活歯髄であれば根尖部フェネストレーションを呈している状態でも症状はないが，抜髄した瞬間から延々と根尖部圧痛を訴えることがある．感染根管処置においても同様に，根管内の起炎因子を除去できたとしても，根管内の状態とは関係なく症状が取れないケースがある．このような場合には歯根端切除術を行い，根尖を骨のハウジング内に収めることで，魔法のように症状が消失することを経験する（図15, 16）.

　根尖部フェネストレーションの診断は，デンタルエックス線画像では判別できないためCTで確認をすることになるが，その際に注意したいのは，根尖病変にともなう頬側皮質骨の骨吸収が存在するケースである．当然ながら，骨吸収が存在すると根尖が骨のハウジングからとび出しているように見えることがある．単に頬側皮質骨が吸収しているだけなのか，根尖部フェネストレーションの状態にあるのかは，根尖病変の縮小にともない骨吸収がある程度改善されてからでないと判断はできない（図17）.

　また，根尖部フェネストレーションの状態にあったとしても，すべてのケースで違和感や疼痛を訴えるわけではないことが，このケースからもいえる．患者さんの症状によるところが大きいが，歯根端切除術を行うか否かの決定を早々に行うべきではないと考える．

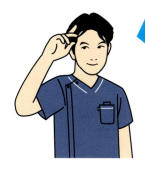

POINT!

　歯軸が内側に向かっている歯は根尖部フェネストレーションの状態を呈している可能性があり，要注意である．根管内に問題はないにもかかわらず，根管治療が奏功しない場合にはCT撮影を行い，疼痛が続くようであれば速やかに歯根端切除術を行ったほうがよい．

▶根尖部フェネストレーションを呈している歯に歯根端切除術を行ったケース

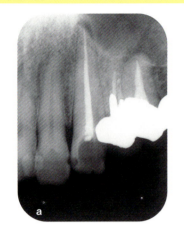
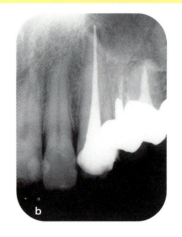

図16a　初診時（2014.6.30）．54歳，女性．左の鼻の下を押さえると痛い．再根管治療を開始したが，根管内にそれほど起炎因子が残存しているようには見えなかった．

図16b　根管充填時（2015.4.18）．仮根管充填の状態で経過を観察したが，症状の消失にまでは至らなかった．歯根端切除術を予定し根管充填を行った．

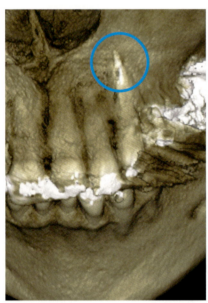
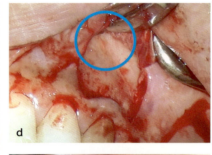
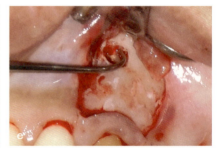
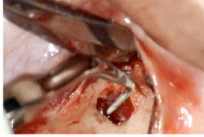
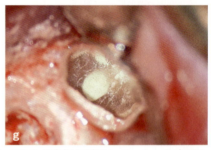

図16c　ボリュームレンダリング像では|3の根尖部で歯根が一部露出しているように見える（2015.5.29）．

図16d〜g　フラップを展開すると，わずかであるが歯根が露出していた．骨窩洞を形成して歯根端切除を行った．逆根管充填にはMTAを用いた（2015.8.20）．なお，逆根管充填にMTAを用いることは適応外使用となることをことわっておく．

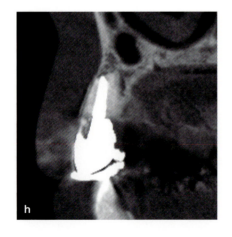
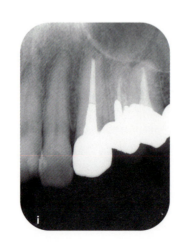

図16h　歯根端切除より3年（2018.4.19）．根尖部は骨のハウジング内に収まっている．このケースで驚かされたことが2つあった．1つ目は歯根の露出量はほんのわずかであったが，強い痛みの原因になっていたことである．もう1つは歯根端切除のために骨窩洞を形成し，骨表面には術前と比較にならないくらい大きな穴が開いているにもかかわらず，抜糸時に「長く続いていた痛みから解放されて本当に楽になった」と患者さんから言われたことである．

図16i　歯根端切除より8年（2023.11.1）．根尖部歯周組織は正常像を呈している．

CHAPTER V 病態に起因するもの

▶根尖病変にともなう頰側皮質骨の骨吸収が存在するケース

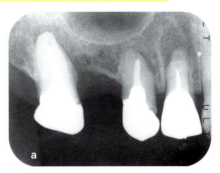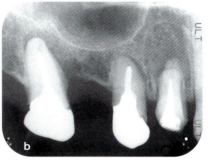

図17a 初診時(2018.7.9). 48歳, 女性. 右上の歯の付け根を押さえると痛い. 4| には明瞭な根尖部透過像と不良根管充填を認め, 根管治療を予定した.
図17b 治療開始時(2020.4.6).

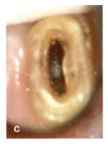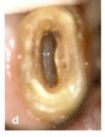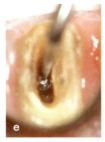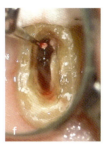

図17c～f 根管は1根管でなかなか排膿が止まらず, GPリムーバースピアーを用いてオーバーインスツルメンテーションを行った.

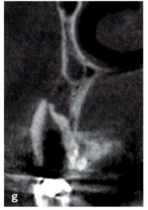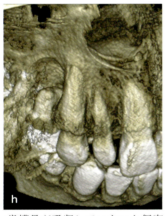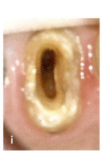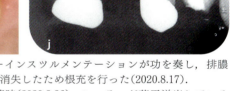

図17g, h 歯軸は内側を向き, 歯槽骨が吸収していないと仮定しても根尖部は骨のハウジング内に収まっていない可能性がある. しかし, 骨吸収の回復を待たなければ確定はできない (2020.7.30).

図17i オーバーインスツルメンテーションが功を奏し, 排膿と根尖部圧痛が消失したため根充を行った(2020.8.17).
図17j 根管充填時(2020.8.26). シーラーが若干溢出しているが, 緊密な根管充填を行えている.

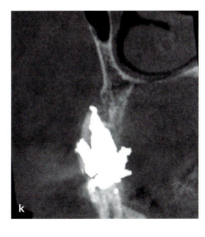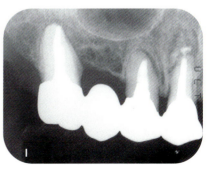

図17k 根充より3年(2023.3.1). 4|根尖部の骨梁の回復を認めるが, やはり根尖は骨のハウジングに収まっていないようである. 症状はなく安定しているため, 積極的な介入を図る予定はない.
図17l 根充より4年(2024.2.26). 4|根尖部透過像は縮小傾向にある.

151

（2）エンド・ペリオ病変

　エンド・ペリオ病変はデンタルエックス線画像において著しい骨吸収像を呈し，第一印象の段階では保存不可能と思ってしまうケースも少なくない．しかし，そのようなケースでも，明確なコンセプトのもとに適切な手順で治療を進めていけば，良い結果が得られることもある．エンド・ペリオ病変の分類としてはSimonの分類などがよく知られているが，一般的にClass Ⅰ：歯内病変由来型，Class Ⅱ：歯周病変由来型，Class Ⅲ：歯内-歯周病変混合型に分類される（図18）．エンド・ペリオ病変の治療をするにあたり，まず押さえておかなければならない重要なポイントを整理してみたい．

①デンタルエックス線画像において病変部の透過像が示すもの

　デンタルエックス線画像診断において，まず術者が悩むのはエンド病変とペリオ病変の範囲がそれぞれどこまでなのか判断がつかないことではないだろうか（図19）．ここで，今一度デンタルエックス線画像における病変の透過像について整理しておきたい．病変の透過像は歯根膜腔の肥厚といった軽度のものから骨吸収をともなう重篤な歯周組織の破壊までさまざまであるが，急性・慢性にかかわらず何かしらの炎症状態を呈している，あるいはその予兆があると考えて差し支えないだろう．

　では，生体に炎症を惹起する原因としてはどういったものがあるだろうか．一般に ❶感染，❷外傷，❸アレルギーが生体に炎症を惹起する3大要因と考えられている．これらをエンド・ペリオ病変の舞台となる歯周組織に当てはめてみると，以下のことが考えられる．

❶ 感染が原因の歯周組織炎

・エンド病変

　細菌に代表される根管内の起炎因子によって生体内への入り口である根尖部歯周組織に炎症を惹起し，同部位にエックス線透過像を呈するようになる（図20）．慢性根尖性歯周組織炎は歯根肉芽腫・根尖歯周膿瘍・歯根嚢胞の三態を示し，Nairらの報告によれば図21のような割合とされている．約半数を占

▶エンド・ペリオ病変

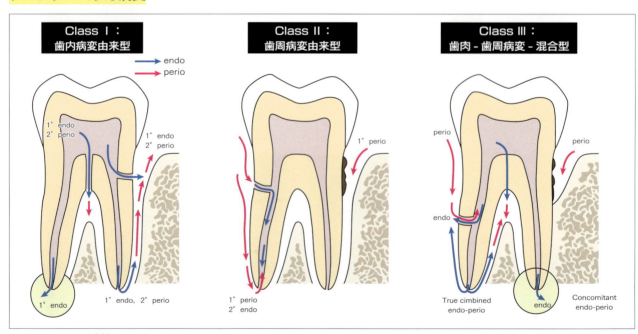

図18　Simonの分類（Wang HL, Glickman GN. Endodontic and periodontic interrelationships. In：Cohen S, Burns RC(eds). Pathways of the Pulp, 8th ed. St. Louis：Mosby, 2002；651-64より引用改変）．

CHAPTER V　病態に起因するもの

▶どこまでがエンド病変の範囲? どこまでがペリオ病変の範囲?

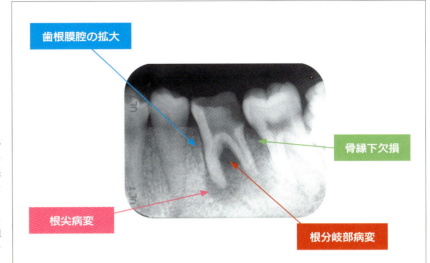

図19　6┘はさまざまな問題を抱えているが，デンタルエックス線画像で着目すべきはここに挙げている4つの異常像である．なかでも近心根の根尖部を囲む根尖病変と根分岐部病変は連続しているため，どこまでがエンド病変の範囲でどこまでがペリオ病変の範囲なのかがわからない．それによって最終的な予後の見通しが変わってくるため，いち早くこれを把握したいところである．

▶歯根肉芽腫の病理組織像

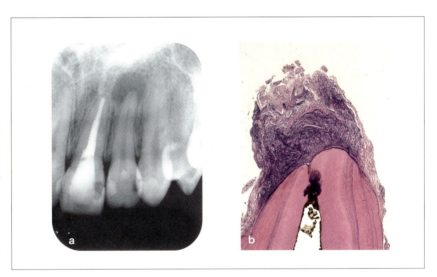

図20a, b　2｜根尖部には明瞭なエックス線透過像を認める．原則的に起炎因子（病巣）は根管内にあり，根尖部透過像は起炎因子の生体内への侵入を阻む防御反応の表れであるため，根尖病巣ではなく根尖病変と呼ぶのがふさわしい（病理組織は別症例）．［b：下川公一（監著），倉富覚、（著）．長期経過症例から紐解く根尖病変と骨縁下欠損　その傾向と対策．東京：クインテッセンス出版，2021, 107より引用］．

▶慢性根尖性歯周組織炎の三態と根尖病変の内訳

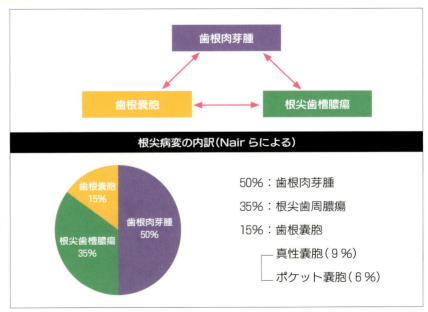

図21　慢性根尖性歯周組織炎は三態のいずれか，または混在した状態になっている．宿主の免疫状態などの影響により，時に急性化を起こすことがあるが，歯根嚢胞の急性発作時には嚢胞壁上皮の連続性が失われている可能性が高く，治癒に導く絶好の機会ともいえる（Nair PN. New perspective on radicular cyst : do they heal? Int Endod. 1998；31（3）：155-60より引用改変）．

153

▶エンド病変によるエックス線透過像：歯根膜の増殖像

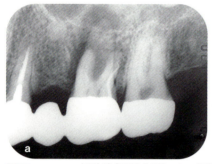
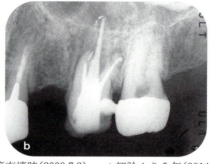
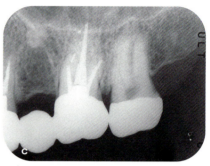

図22a〜c　a：初診時（2009.3.18）．b：根管充填時（2009.7.2）．c：初診より5年（2014.3.24）．
|6 は一見ホープレスにも見える著明なエックス線透過像を呈しているが，プロービングデプスは全周正常範囲であった．エンド病変の場合，回復可能な歯根膜が温存されているためどんなに派手な骨吸収像を呈していたとしても，根管内の起炎因子を除去し抗原性を減弱することができれば，修復機転によって良好な治癒像を得られる可能性が高い．

▶ペリオ病変によるエックス線透過像：自然挺出によって改善したケース

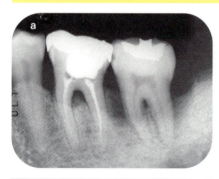
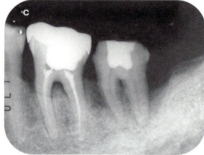
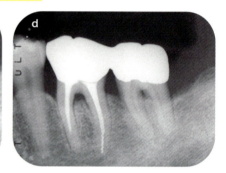

5	5	4	5	6	7
	6			7	
5	5	6	7	5	9

b

4	4	3	4	3	4
	6			7	
4	3	4	4	3	3

e

図23a〜c　a，b：初診時（2014.6.4）．c：初診より9か月（2015.3.6）．d，e：初診より10年（2024.1.9）．
|7 に囲繞性の著しい骨吸収像を認めた．|7 に対して生活歯髄切断を行った後に咬合面と隣接面を削合し，歯の自然挺出を促した．挺出が停止した時点で，オープンフラップキュレッタージを行った．骨補填材などの再生材料は一切使用していない．骨欠損は改善されているが，歯根膜が再生したわけではないことがわかる．

めるとされている歯根肉芽腫では，根尖部の骨吸収像はあくまでも生体の防御反応としての歯根膜の増殖にともなうものである．根管内起炎因子の減少によって歯根膜の炎症が消退すれば，たとえ著しい骨吸収であっても生体の治癒力によって回復する（図22）．あたり前のことであるが，<u>エンド病変では回復可能な歯根膜が存在している</u>のである．

・ペリオ病変
プラーク細菌由来の起炎因子によって辺縁部歯周組織に生じる病変であり，進行にともなって歯根膜は喪失し，深い歯周ポケットの形成と歯槽骨の吸収を惹起する．エンド病変と同じくエックス線透過像は骨吸収像を意味するが，エンド病変と大きく異なるのは<u>ペリオ病変では回復可能な歯根膜は存在していない</u>ことである．そのため，原則的に歯周組織再生療法を行わない限り，歯根膜と歯槽骨の再生は期待できないことになる．筆者は骨縁下欠損が存在する場合，歯槽骨の平坦化と臨床的歯冠歯根比の改善を目的として自然挺出を多用する（図23）．失われた

CHAPTER V　病態に起因するもの

▶咀合性外傷によるエックス線透過像

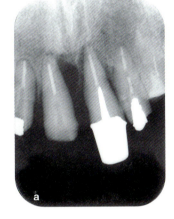
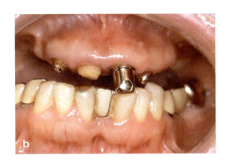

図24a　初診時（2005.12.12）．58歳，女性．右の冠が取れた．1|には保存不可能と思われるような根尖まで及ぶ骨吸収像を認めた．

図24b　患者さんは就寝時に義歯を装着していないといわれており，就寝中はコーヌスの内冠に過度の咬合力がかかっていたことが容易に想像できる（2006.2.2）．

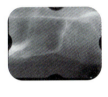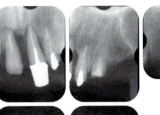
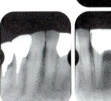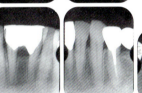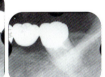

図24c　10枚法のデンタルエックス線写真（2005.12.12）．上顎前歯部に根面板を装着して総義歯を作製する治療計画を立てたが，患者さんはインプラントを希望された．

歯根膜が再生するわけではないが，特別な材料を必要とせずに簡便で良い結果を得られるため，エンド・ペリオ病変の治療にも用いることが多い．

　これらの病変の性質の違いにより，<u>まずは回復可能な歯根膜の範囲を見極めるためにエンド病変由来の歯周組織炎を改善</u>し，動揺度やエックス線透過像の変化を観察する期間（3～6か月程度）が必要となる．逆にペリオ病変の治療を先行させてしまうと，SRPや歯周外科によって回復可能な歯根膜まで掻爬してしまう可能性があり，<u>エンド病変を先行しなければならない</u>理由はそこにある．

　Simonらのエンド・ペリオ病変の分類は，知識としてもっておかなくてはならない非常に重要な概念である．しかし，残念ながら術前にその症例がどのClassにカテゴライズされるのかを診断できるわけではなく，術後の結果からしか判別できない．そのため，最終的な保存の可否の判断には時間を要することを患者さんにしっかりと説明し，納得を得ておかなくてはならない．

2　外傷が原因の歯周組織炎

　細菌感染以外に歯周組織炎を惹起するもう1つの大きな要因は外傷である．突発的に起こる打撲などの外傷によっても歯周組織炎が起こるが，臨床的に問題となるのは日常的に繰り返される咬合性外傷である．咬合性外傷によって歯周組織はダメージを受け，軽度であればエックス線画像において歯根膜腔の拡大を認める程度であるが，時に著しいエックス線透過像を呈することがある（図24）．しかし，<u>咬合性外傷だけの要因であれば，回復可能な歯根膜が存在している</u>と考えられる．そのため，咬合性外傷とペリオ病変が混在していると思われるケースでは，前項で述べた理由により<u>咬合性外傷由来の歯周組織炎の改善を先行</u>すべきである．

　Simonらのエンド・ペリオ病変の分類には，この咬合性外傷の概念は含まれていないが，臨床で目にする<u>エンド・ペリオ病変と考えられるケースには</u>

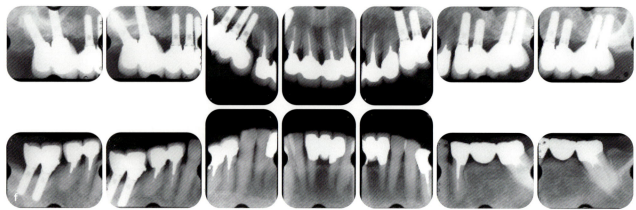

図24d 初診より18年（2023.10.8）．上顎洞挙上術を行い，臼歯部にインプラントを埋入した．バーティカルストップが確立されるまでの間，仮義歯の内面を絶えず削合し，1⏌の自然挺出を図った．1⏌に対して行った歯周治療はSRPのみである．

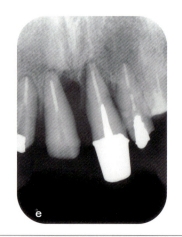

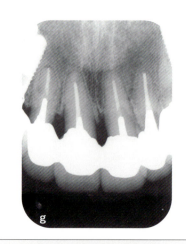

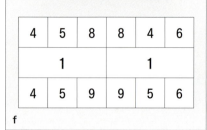

4	5	8	8	4	6
		1	1		
4	5	9	9	5	6

f

3	3	3	3	3	3
		1	1		
3	2	3	3	3	3

h

図24e, f 初診時（2005.12.12）．
図24g, h 初診より19年（2024.2.21）．結果論としてしか言えないことであるが，1⏌の透過像は咬合性外傷による要因が大きく，幸いなことに回復可能な歯根膜が残存していたと考えられる．外傷によるダメージを回復させて初めて真のペリオの状態が評価できることがこのケースからわかる．初診時の透過像の派手さに惑わされないことも重要である．

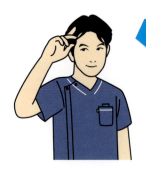

POINT!

エンド・ペリオ病変に関する分類や文献は山ほどあるが，同じく歯周組織炎を惹起する咬合性外傷の要因が抜け落ちている．歯内療法・歯周治療・咬合性外傷への配慮の3つがそろって最終目標である歯の長期保存が実現できる．

CHAPTER V 病態に起因するもの

▶エンド由来の根分岐部病変

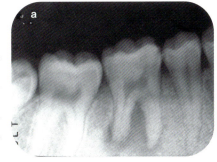 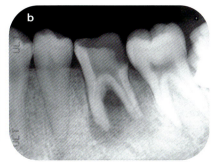

図25a, b　初診時(2006.2.20). 19歳,女性. 左下臼歯部の腫脹を主訴に来院. この若さで分岐部にこれだけの透過像が存在していることに驚いた. しかし,プロービングデプスは全周にわたり正常値であったため,根尖病変による骨吸収像が左右ともにこれだけ広がるのには他にも何か要因があると考えた.

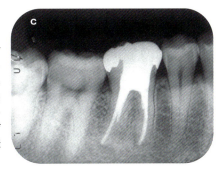 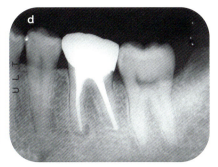

図25c, d　初診より18年(2024.1.19). |6 近心根は近心舌側根を根尖まで穿通できなかったためか,歯根膜の肥厚像を認める. しかし,6|6ともにおおむね良好な経過である. 約20年間メインテナンスを怠らず,その後1本も歯内療法を施さずに済んでいる患者さんの努力に敬意を表する.

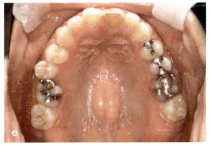 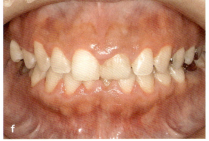 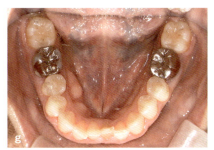

図25e〜g　現在の口腔内写真. ナイトガードを装着しているが,口蓋隆起や下顎隆起,著しい咬耗などからパラファンクションが示唆される. このケースでは根尖病変に咬合性外傷の要因が加わって炎症像が増大したのではないかと考える.

咬合性外傷の要因が多分にかかわっているという臨床実感がある(図25, 26). そのような定義は歯科には存在しないが,本来であれば"エンド・ペリオ・咬合性外傷病変"と表現したほうが正しく,治療のイメージをもちやすいのではないだろうか. そのため,歯内療法を行う場合においても早期接触や咬合干渉,パラファンクションなどの診査をしっかりと行い,歯内療法に続く補綴処置でも入念な咬合診査が必要となる. 最終コーナーの補綴処置でエラーを犯してしまっては,すべての苦労が水泡に帰してしまう.

3 アレルギーが原因の歯周組織炎

特定の薬剤に対するアレルギーを有する患者さんに対して,それが含まれる根管貼薬剤や根管充填材を使用すれば,根尖歯周組織にアレルギー性の炎症を惹起する可能性はあり,生体はそれを根尖病変として表現をするかもしれない. 筆者も一度だけ根管内にFCを貼薬した瞬間に,患者さんが「先生,目の前が真っ暗になってきた」とアナフィラキシー症状を呈し,肝を冷やした経験がある. 幸い大事には至らなかったが,ヨードやホルマリンなど,歯内療法で使用する可能性がある薬剤に関するアレルギーの問診をしっかりとしておく必要がある.

▶咬合性外傷によって炎症の増悪を招いてしまったケース

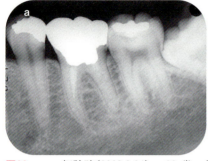
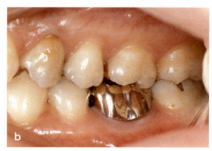
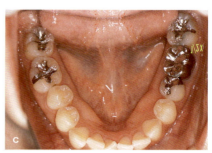

図26a〜c　初診時(2003.9.24)．28歳，女性．主訴：左下の銀歯を白くしたい．理想的な根管充填はなされていなかったが，抜髄から十数年経過しているとのこと．当時の筆者はたとえ不良根充の歯でも長期に経過良好であれば，再根管治療によって感染の機会を与えないほうがよいのではないかと考え，補綴装置の再製のみを行った．

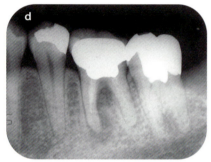
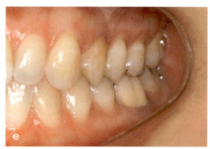
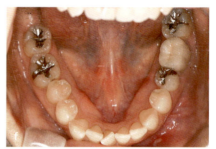

図26d〜f　初診より6年(2009.7.6)．6̄の自発痛を訴え来院．6̄の近心根から根分岐部に及ぶ透過像を認めた．このとき初めて下顎隆起，楔状欠損，6̄遠心頬側咬頭の垂れ下がったような形態など，多くの咬合性外傷に関するリスクに気づいた．筆者が装着した6̄の頬側咬頭は頬側に非常に張り出した形態をしており，支台歯軸面の形成量不足が原因と考えられる．また，そのせいで10数年間安定していた根尖部の脆弱なシールが壊れ，根管内の起炎因子が暴露されたと考えられる．

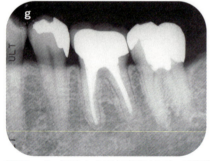
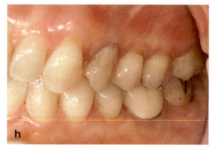
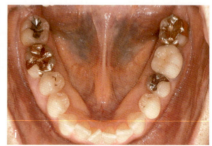

図26g〜i　初診より21年(2024.3.1)．再根管治療を行い，手順を踏んで一つひとつを解決していった．対合歯の形態修正を行い，補綴装置を装着した．現在はナイトガードを使用してもらい，良好に経過している．エンドの診断，補綴形態，咬合性外傷に対する無策など，何から何までミスを重ねて患者さんに迷惑をかけた症例である．

②エンド・ペリオ病変に対する治療

エンド・ペリオ病変では，炎症の原因であるエンド病変・ペリオ病変・咬合性外傷それぞれに対する治療を行い，複合病変を紐解いていくわけであるが，その際に各治療に対するアプローチの順番が重要となる(図27)．回復可能な歯根膜の範囲を見極めるために，咬合性外傷への対応と歯内療法を先行し，ペリオ病変に対しては歯根膜を傷害しない程度の歯周基本治療にとどめておく．とはいえ，できることは同時並行で行い，可能な限り治療期間を短縮したいものである(図28)．筆者が考えるエンド・ペリオ病変に対する治療のポイントを図29に示す．

③エンド病変と抜歯窩治癒不全の合併

抜歯を行った歯の隣在歯に根尖病変が存在するケースでは，根尖病変と抜歯窩が交通して抜歯窩の

CHAPTER V 病態に起因するもの

▶エンド・ペリオ病変におけるアプローチの順序

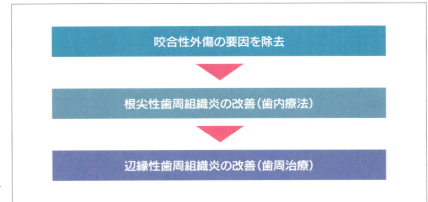

図27 この順序には明確な理由があり，これを遵守しなければ良い結果を得られない．

▶エンド・ペリオ病変

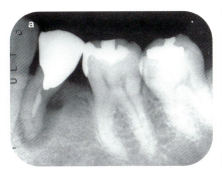

図28a, b 初診時（2015.3.9）．66歳，男性．左下の歯がぐらぐらする．|4 は根尖病変と骨縁下欠損の透過像が融合したエンド・ペリオ病変で，一見保存不可能にも見える．しかしプロービングデプスは6 mm とそれほど深くなく，保存できる可能性があるという診断をした．

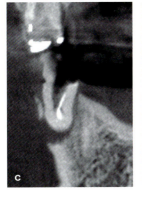 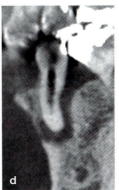 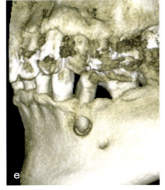

図28c〜e 初診より2か月（2015.5.29）．CT 画像では|4 の根尖部頬側皮質骨が吸収し，遠心の骨欠損と完全に交通していることがわかる．根尖部で遠心に強く湾曲している根管形態を呈していたが，SSファイルにプレカーブを付与し根管拡大を行った．

治癒不全を起こし，デンタルエックス線画像ではエンド・ペリオ病変様の透過像を呈することがある（図30）．このようなケースでもデンタルエックス線透過像に惑わされることなく，エンド病変，ペリオ病変，咬合性外傷の診断を行い，前述した順序を遵守することが重要である．

また，インプラント埋入を行う欠損部の隣在歯に根尖病変が存在している場合，この現象によりオッセオインテグレーションが得られない可能性がある．そのため，インプラント埋入に先立って隣在歯の歯内療法を行っておく必要があるといえる．

<u>エンド・ペリオ病変はそれぞれの病態に対してだけでなく，咬合や力による要素の診断とその対応が求められる．そのような意味でわれわれ GP がもっとも力を発揮できる病態</u>だともいえよう．ホームドクターのもとで総合的な質の高い治療を提供できれば，インターディシプリナリーのコンセプトにも負けない恩恵を患者さんにもたらすことができると考える．

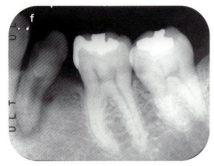
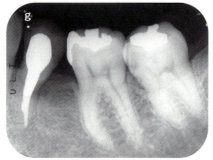
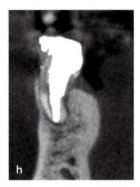
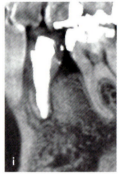
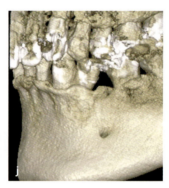

図28f　初診より4か月(2015.7.9)．画像診断では透過像のどの範囲までがどの要因によるものなのか判断がつかないため，まず咬合性外傷の要因を取り除き，次に歯内療法を先行して行う必要がある．骨縁下欠損が存在していたため，この間あえて暫間被覆冠を入れず，自然挺出を促した．最後にペリオに対するアプローチを行った．

図28g　初診より4年(2019.7.29)．4̄ の根尖部歯周組織は正常像に回復している．エンド・ペリオ病変では治療の順序を守ることがポイントとなる．

図28h〜j　初診より1年(2016.4.26)．CT画像においても術前の骨吸収像は改善されており，理想的な治癒形態となっている．

▶エンド・ペリオ病変に対する治療のポイント

- 問題解決の順序
- 歯内療法＆歯周治療の基本テクニック
- 咬合性外傷の診断と最終補綴装置への配慮
  - アンテリアガイダンス＆ポステリアストップ
  - 冠形態＆補綴設計
  - 歯列接触癖(Tooth Contacting Habit：TCH)を含めたパラファンクションへの対応

　　　　　　　　　　　　　　　　　　　　　　　　など

図29　複合的に作用している炎症の各原因を解消し，再発防止のための対策をとることも重要である．

▶エンド病変と抜歯窩治癒不全

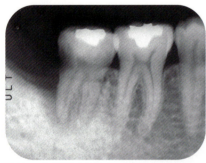
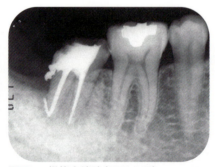
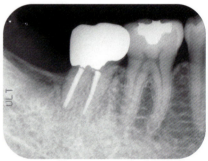

図30a　初診時(2009.10.22)．50歳，男性．7̄ 歯冠部遠心に歯髄に及ぶう蝕と遠心根全体を囲むような根尖病変を認める．遠心辺縁からの骨欠損は根尖病変と交通し，動揺が著しかった．他院にて数年前に8̄ を抜歯した既往あり．

図30b　根管充填時(2010.1.25)．エンド・ペリオ病変の治療手順に則って，自然挺出を図りながら感染根管処置を行った．症状の改善を認めたため根管充填を行った．

図30c　初診より15年(2024.3.12)．7̄ の根尖部および辺縁部の歯周組織は回復し，正常像を呈している．現在は動揺もなく安定しているが，ナイトガードをなかなか使用してくれず，6̄ の根分岐部が怪しくなり始めている．

CHAPTER V 病態に起因するもの

（3）歯根嚢胞（疑い症例を含む）

　根尖部にエックス線透過像を認める歯の約15％が歯根嚢胞であるという Nair らの報告を先に述べた（図21）．歯科放射線学の教科書には「境界明瞭で類円形を示す透過像で直径が 8 mm 以上であれば歯根嚢胞と考えてよい」とされている．しかし，デンタルエックス線画像における透過像は皮質骨の吸収像であり，病変本来の大きさを表しているわけではないため，エックス線透過像の大きさだけで"これすなわち歯根嚢胞"と断言してしまうのは少し危うい感がある（図31）．

　コレステリン結晶の存在も嚢胞の決め手にはならず，最終的には外科的に摘出した軟組織の病理組織

▶歯根嚢胞の疑い症例

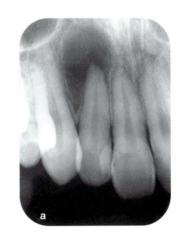

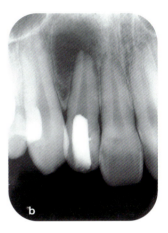

図31a　初診時（2008.2.23）．24歳，男性．右上が腫れている．類円形の拇指頭大の透過像を認め，教科書的には歯根嚢胞といえる．当時はCTを導入していなかった．

図31b　初診より3か月（2008.5.17）．根管内からは多量の排膿を認め，やがて滲出液へと変化していった．

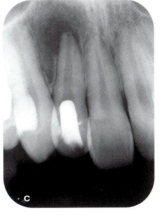

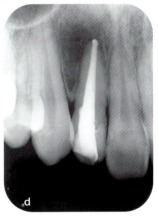

図31c　初診より7か月（2008.10.4）．根尖孔からの排膿や滲出液は比較的早期に消失した．

図31d　根管充填時（2008.10.25）．

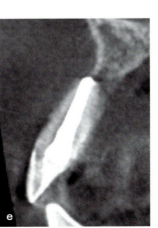

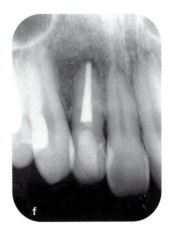

図31e　初診より5年（2013.9.14）．CTでは 2| の頬側支持骨はかなり薄く，骨幅も狭いことがわかる．そのために皮質骨の吸収像が明瞭に映し出された可能性がある．

図31f　初診より16年（2024.2.3）．根尖部に若干の歯根膜の肥厚像を認めるが，骨梁は回復している．臨床感覚として歯根嚢胞の可能性が高いと感じたが，非外科的治療によって経過良好となったため病理組織検査を行えておらず，歯根嚢胞とは言い切れない．

161

検査による囊胞壁の3層構造を認めてはじめて確定診断となる（図32）．したがって，歯根囊胞とおぼしき症例において非外科的に治癒に導くことができた場合には，あくまでも"歯根囊胞の疑い"症例であったとしかいえない．多少のもどかしさを感じることもあるが，それ以上に患者さんに行う治療説明（期間や予後）や治療方針を明確にするため，内容物などから術前に歯根囊胞であるという確定診断ができる手段が開発されることを期待する．

いずれにせよCT画像でも透過像が大きく，ある程度根管拡大を行っても，根管からの滲出液や排膿が消失しないケースは歯根囊胞である可能性を疑って差し支えないだろう．できれば外科的歯内療法を行わずに根管内からのアプローチのみで治癒へと導きたいが，通法の根管治療で改善が認められないことも多い．その理由は囊胞壁の存在にあると考えられるため，歯根囊胞が疑われた場合には通法と異なるアプローチが必要となる．

▶ **囊胞壁の構造**

内層	上皮層	重層扁平上皮
中層	幼若肉芽組織	リンパ球，形質細胞，泡沫細胞の浸潤
外層	線維性結合組織層	リンパ球，形質細胞の浸潤

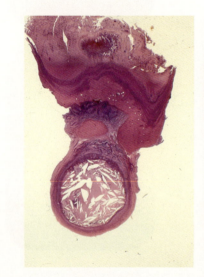
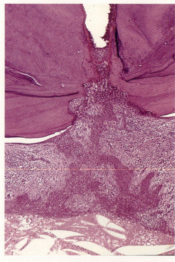
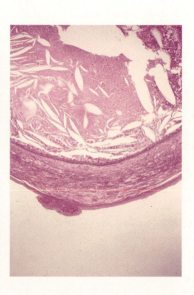

図32　囊胞壁は3層構造からなり，病理組織学的に表のような特徴がある．この3層構造の囊胞壁の存在が歯根囊胞であることの確証となる［下川公一（監著），倉富覚、（著）．長期経過症例から紐解く根尖病変と骨縁下欠損　その傾向と対策．東京：クインテッセンス出版，2021；164より引用］．

①根管からのアプローチ

STEP 1：囊胞腔内の減圧

　根管内に多量の排膿を認める場合には，まず囊胞腔内の減圧を図ることを第一目的とする．そのような場合，無理に仮封を行うと疼痛や腫脹が改善されないばかりか，時に炎症を増悪させる事態を招き，患者さんの信頼を失ってしまうこともある．一時的に減圧を図る方法は切開であるが，持続的に減圧を図る効果的な方法は根管開放療法である．新たな感染を起こす懸念があるという理由で学会的には推奨されておらず，そのリスクを認識しておくことは重要だが，臨床医である筆者にとっては患者さんを苦痛から確実に開放したいときに用いる非常に有効な手段である．しかし，根管開放療法は前述したようなリスクもともなうため，この方法を用いる際には必ず以下のことを遵守している（図33）．

　根管をドレーンとして使用するため，確実にドレーン効果が得られるようにファイルで根尖を穿通させておく必要がある．原則的に毎日通院してもらい，根管開放療法を行いながら同時並行で根管拡大を行っていく．排膿が減少し，治療の効果が認められれば速やかに仮封を行い，次のステップへと進む．

STEP 2：シリンジテクニック

　筆者の師である下川公一先生が提唱された方法で，十分に仮根管拡大を行った後に根管洗浄用シリンジの先端を囊胞腔内に置き，繰り返し吸引することによって，積極的に減圧を図る方法である．根管をドレーンとして排膿を促す受動的な対応と比較して能動的な対応といえる（図34）．

　STEP 1 と 2 の方法を用いて減圧を図ることにより，たとえ囊胞を治癒に導くことができなくても，囊胞の大きさを縮小させることはできると考えられる．このことは根管内からのアプローチが奏功せずに歯根端切除術へと移行した場合にも，下歯槽管や上顎洞底などを損傷するリスクを軽減し，外科的侵襲を最小限に抑えることにつながる（図35）．エンド用サクションを用いて吸引することもある．

STEP 3：囊胞壁上皮層の破壊

　仮封が行えるようになったら次のステップでは囊胞壁の内層である上皮層の破壊を試みる．上皮の破壊を期待し，強アルカリ性である水酸化カルシウム製剤を貼薬に用い 2 週間に一度のペースで交換を行う．筆者はもっぱらカルシペックス II（日本歯科薬品）またはビタペックス（ネオ製薬工業）を用いている．

　過剰な量の水酸化カルシウム製剤を根尖孔外に押し出すことによる医療事故が報告されており，その使用法には注意を要する．水酸化カルシウム製剤はシリンジで根管内に填入するタイプのものが主流であるが，シリンジの先端が根尖まで届いたところから，シリンジを歯冠方向に引き上げながらゆっくりと填入を開始し，根管内の半分くらいを目安に水酸化カルシウム製剤で満たす．その後，乾綿栓や乾綿球を最後に根管口部にそっと挿入し，仮封材の厚みがしっかりと取れるようにして仮封を行う（図36）．

　結果的に若干量の水酸化カルシウム製剤が根尖孔外に逸出することがあるが，<u>間違ってもシリンジの先端を根尖孔に押し当てたまま強圧で溢出させるような乱暴な操作は絶対にしてはならない</u>．とくに下歯槽管や上顎洞が近接しているケースでは注意が必要であり，オーバーインスツルメンテーションの項で触れたように，CT による解剖学的位置関係をしっかりと把握しておくことが大前提となる．仮に歯根囊胞の症例を何百症例治せたとしても，重篤な医療事故を 1 症例でも起こせば開業医として命取りになりかねないことを肝に銘じておくべきである．

STEP 4：通常の根管治療

　臨床症状が改善してきたら通法に従って根管治療を行い，筆者は貼薬を FC に変更する．数か月に一度のペースでデンタルエックス線撮影を行い，透過像の縮小傾向と歯槽硬線や骨梁の回復を確認できれば，根管充填へと移行する．再治療の可能性も踏まえ早急な補綴処置は控えたほうが賢明である（図37）．

　歯根囊胞と思われるケースに対し根管内からのアプローチのみで良い結果が得られることは，目指すべき歯内療法の理想的なゴールであることに間違いないが，往々にして治療期間が長くなってしまう．歯科治療に時間を割くことができない多忙な患者さんには早い段階で，また上記ステップの途中で改善傾向が認められない場合には治療計画を変更し，外科的歯内療法に移行することもある．

▶歯根嚢胞に対する根管からのアプローチの手順

STEP 1：嚢胞腔内の減圧

- ドレーン効果を確実に得るためにファイルで根尖を穿通させておく．
- 食渣が根管内に入らないよう必ず窩洞に綿球を入れておく．
- 原則的に毎日洗浄に来てもらい，並行して根管拡大を行う．
- 排膿が消失したら，可及的速やかに仮封を行う．
- 疼痛や腫脹が改善しても，仮封前に治療を中断すれば抜歯となるリスクがあることと，患側で咀嚼しないことを伝えておく．

など

図33 根管開放療法時の注意事項．学会的には推奨されていないことは承知しているが，臨床的には非常に有効な術式である．

STEP 2：シリンジテクニック（Syringe Technique）

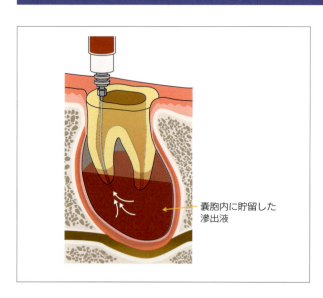

図34 シリンジテクニック（Syringe Technique）．水風船の水をどんどん抜いていくイメージで，シリンジの先端を嚢胞腔内に置き，嚢胞内容液の吸引を繰り返し行う．滲出液を排出させ，積極的な減圧を行うことで嚢胞腔の縮小化を図る［下川公一．イラストで語るクリニカルテクニック　シリンジテクニック．the Quintessence 2009；28(3)：3-5より引用改変／下川公一（監著），倉富覚，（著）．長期経過症例から紐解く根尖病変と骨縁下欠損　その傾向と対策．東京：クインテッセンス出版，2021；170より引用］．

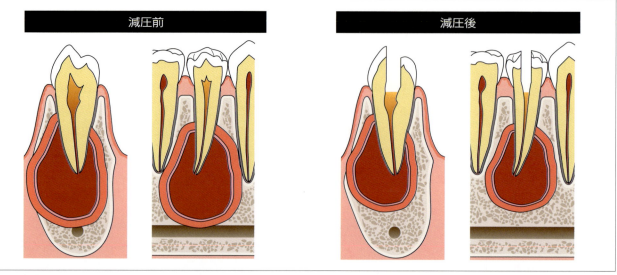

図35 根管内からのアプローチによる治療が芳しくない場合には，外科的なアプローチに移行せざるを得ないが，仮にそのような事態になったとしても減圧を行っておくことで，外科的侵襲を最小限に抑えることができる［下川公一（監著），倉富覚，（著）．長期経過症例から紐解く根尖病変と骨縁下欠損　その傾向と対策．東京：クインテッセンス出版，2021；168より引用］．

CHAPTER V　病態に起因するもの

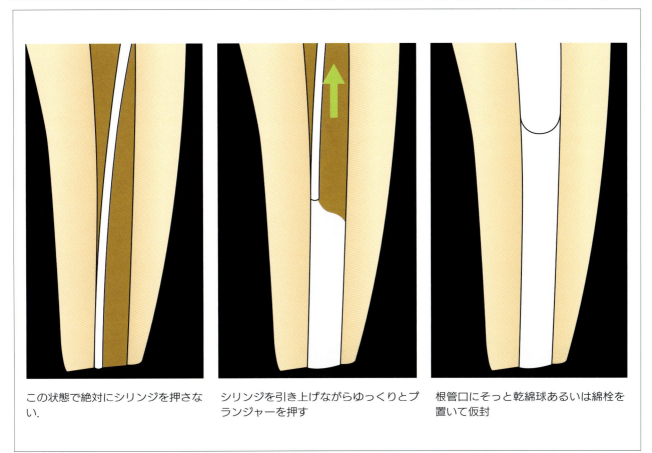

| この状態で絶対にシリンジを押さない. | シリンジを引き上げながらゆっくりとプランジャーを押す | 根管口にそっと乾綿球あるいは綿栓を置いて仮封 |

図36　水酸化カルシウム製剤の填入法.

②外科的歯内療法

歯科医師になって間もない頃は「根管治療で絶対に治すんだ」という思いが強いあまり，患者さんの迷惑も顧みず延々と歯内療法を行ったこともある．しかし最近では，根管内からのアプローチで考えられる策をすべてやり尽くしても治療効果を認めないケースに対しては，約6か月の治療期間を目処に外科的歯内療法に移行するようにしている．この"6か月"にエビデンスはまったくなく，患者さんの忍耐の限界と治癒傾向を認めるなら，この期間で何かしらの変化があるはずという筆者の臨床感覚で独自に設定しているだけである．本書では，これまでも外科的歯内療法の症例をいくつか提示したが，今一度ここで整理をしておきたい．

外科的歯内療法には歯根端切除術と意図的再植術があるが，術後のアンキローシスや術中の歯根破折を惹起するリスクを考慮し，歯根端切除術を第一選択としている．しかし，上顎洞やオトガイ孔，下歯槽管との距離や歯の植立方向によって歯根端切除術ができないケースがある．

a. 歯根端切除術

歯根端切除術に関しては，直視で逆根管充填をしやすいように，歯軸に対して斜めに切断する従来の術式から，現在は拡大視野下で歯軸に直角に切断する術式へと変化をしている（図38）．このことにより側枝が歯根側に残存するリスクが軽減でき，切断後の歯根の口蓋側（舌側）根面および骨面の掻爬を確実に行いやすくなる．歯根端の切除量は，一般的に側枝が多く認められる根端3mmを切除することが推奨されているが，治療に至るまでに炎症性歯根吸収がどの程度進んでいるかはケースによって異なるため，一概に3mmとはいえない（図39）．切除量は臨床的歯冠歯根比を参考にしながら慎重に決定され

▶縮小傾向にあった透過像が再燃したケース

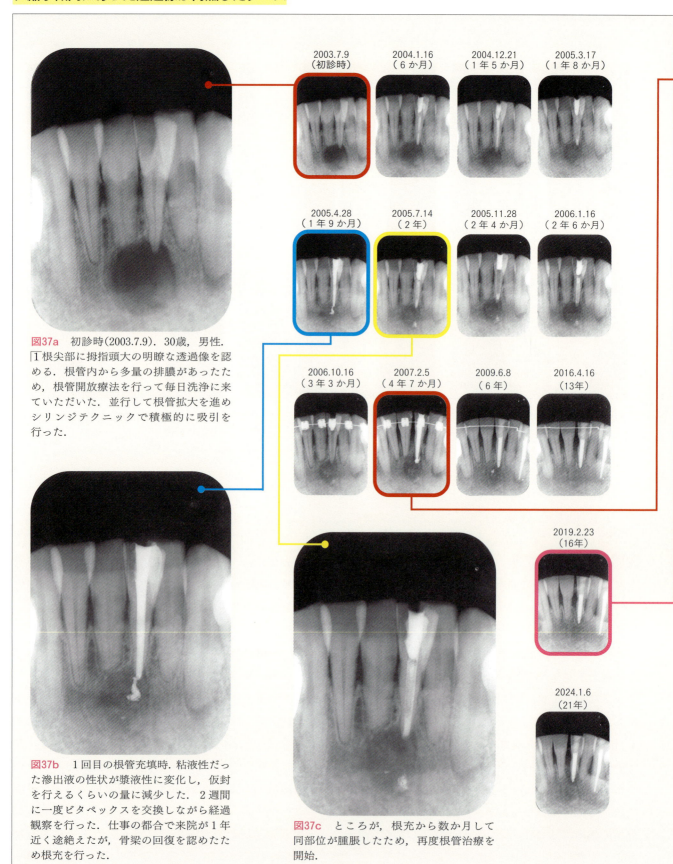

図37a 初診時(2003.7.9). 30歳, 男性. |1根尖部に拇指頭大の明瞭な透過像を認める. 根管内から多量の排膿があったため, 根管開放療法を行って毎日洗浄に来ていただいた. 並行して根管拡大を進めシリンジテクニックで積極的に吸引を行った.

図37b 1回目の根管充填時. 粘液性だった滲出液の性状が漿液性に変化し, 仮封を行えるくらいの量に減少した. 2週間に一度ビタペックスを交換しながら経過観察を行った. 仕事の都合で来院が1年近く途絶えたが, 骨梁の回復を認めたため根充を行った.

図37c ところが, 根充から数か月して同部位が腫脹したため, 再度根管治療を開始.

図37a~d 縮小傾向にあった透過像が再燃したケース.

CHAPTER V　病態に起因するもの

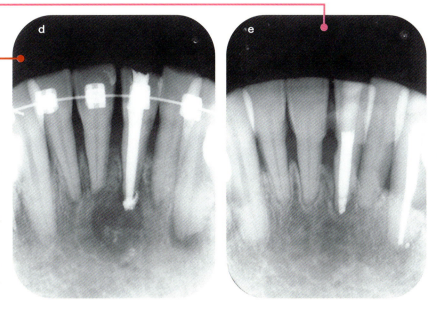

図37d　オーバーインスツルメンテーションを行い，透過像の輪郭が縮小し始めたため2回目の根管充填を行った．
図37e　初診より16年．根尖部歯周組織の経過は良好であったが，患者にメインテナンスの重要性を伝えきれず，定期的に来院していただくことができなかった．21年後に歯周病で抜歯に至り，力量不足を痛感した．

▶歯根端切除術

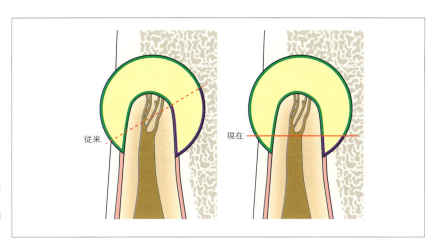

図38　歯根端を歯軸に対して斜めではなく直角に切断することで，根尖部付近に多く分布する側枝を取り残すリスクを軽減できる．加えてブラインド操作となる歯根の口蓋側面と骨面の掻把の確実性が向上する．

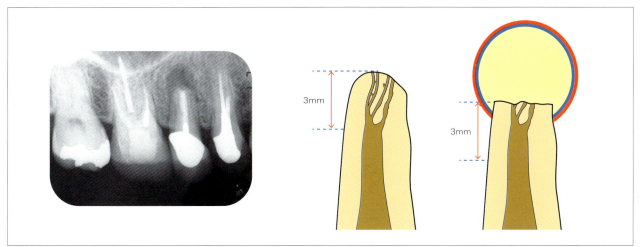

図39　歯根端の切除量．5|は|4と比較して明らかに炎症性歯根吸収が進んでいる．つまり，すでに生体が歯根端切除を行ってくれているのである．一般に根尖から3 mmの歯根端切除が推奨されているが，仮に5|の歯根端切除術を予定した場合，3 mmも切断すれば臨床的な歯冠歯根比は著しく悪化することになり，またその必要もない．一律に3 mmとせず症例によって切除量を決定すべきである［下川公一（監著），倉富覚，（著）．長期経過症例から紐解く根尖病変と骨縁下欠損　その傾向と対策．東京：クインテッセンス出版，2021；179より引用］．

▶歯根嚢胞切除後に骨補填材を填入したケース

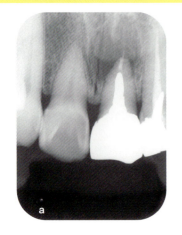
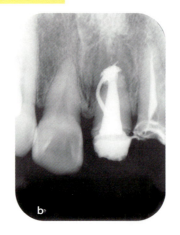

図40a 初診時(2007.3.16). 54歳，女性．左上の前歯が腫れた．根管治療を開始したが，当時できうる手段をすべて講じてもサイナストラクトが消失しなかった．
図40b 歯根端切除術を予定し，根管充填を行った(2007.10.20).

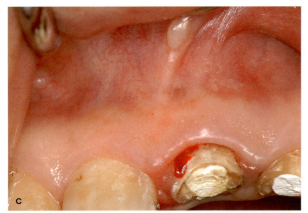
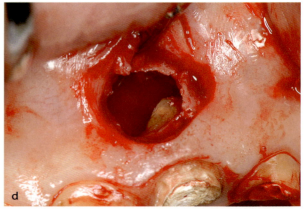
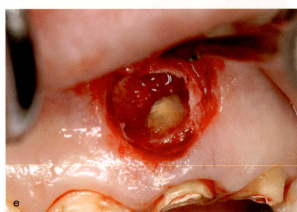
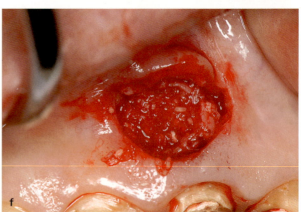

図40c～f 当時はPartschの弧状切開を行っていた．フラップを展開して歯根端を歯軸に対して斜めに切断し，軟組織が窩洞内に入り込むのを防ぐ目的で骨補填材を填入した(2007.11.16).

るべきである．

　以前は嚢胞摘出後の窩洞に歯肉結合組織成分の強い軟組織が入り込むのを防止することを目的とし，歯根嚢胞切除後に骨補填材を填入することがあった（図40）．骨補填材を使用すると根尖周囲組織はエックス線不透過像となり，あたかも治癒したように見えてしまい，またそう思いたいのが術者のつねである．しかしながら，歯周組織再生療法と同じく骨補填材の存在は，本当に治癒しているかどうかの判定を困難にする．ややもすれば，結合組織に骨補填材が被包化されているだけのケースも考えられ，スペースメイキングのための骨補填材の使用に疑問を抱くようになった．そのため，現在は基本的に骨補填材を使用していない（図41, 42）．

CHAPTER V　病態に起因するもの

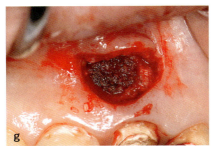
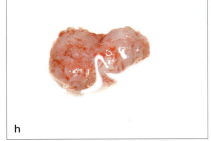

図40g, h　膜の代用として血餅表面にCO$_2$レーザーを照射し，縫合を行った．一塊として摘出した根尖部肉芽組織（2007.11.16）．

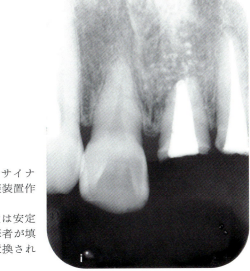
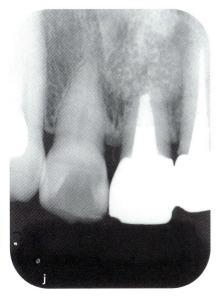

図40i　術後1か月（2007.12.21）．サイナストラクトと症状は消失し，補綴装置作製へと進んだ．

図40j　術後17年（2024.2.2）．症状は安定し何の問題も起きていないが，筆者が填入した骨補填材は完全には骨に置換されていない．

▶歯根嚢胞

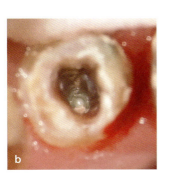

図41a, b　初診時（2020.7.10）．38歳，女性．右上が腫れている（他院からの紹介）．2｜の根管治療中であるが，根管内からの滲出液が止まらないと紹介を受けた．根尖を囲む拇指頭大の透過像を認める．根管内からは湧き上がる排膿を認めた．

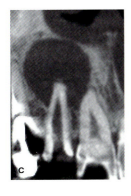
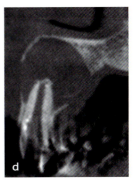
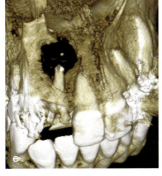

図41c〜e　歯根嚢胞でほぼ間違いないと思われる骨吸収像を呈している．しかし，病理組織検査を行うまでは，あくまでも"疑い"病名でしかない（2020.8.18）．

169

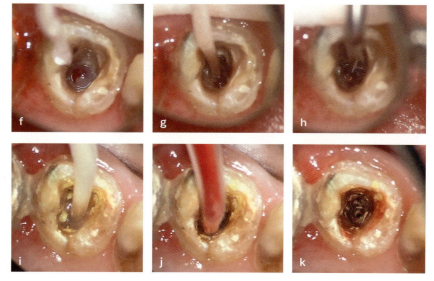

図41f〜k できれば非外科的なアプローチで治癒に導きたいと思い，根管治療を継続した．オーバーインスツルメンテーションを行い，エンド用サクションやシリンジで病変内の内容液を積極的に吸引している（2020.8.18）．

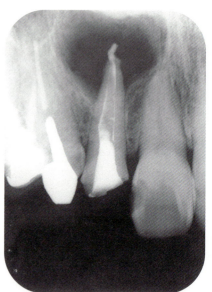

図41l 1か月後（2020.8.31）．

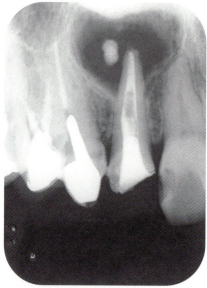

図41m 2か月後（2020.9.28）．

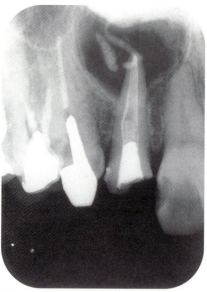

図41n 3か月後（2020.10.27）．

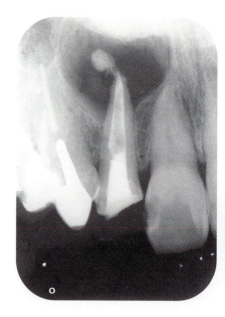

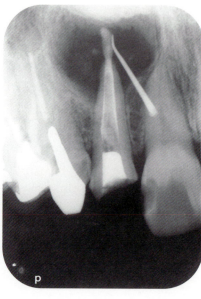

図41o 4か月後（2020.11.26）．
図41p 6か月後（2021.1.4）．根管治療を開始して6か月が経過したがサイナストラクトは消失せず，根尖部エックス線透過像にまったく変化はみられなかった．

CHAPTER V　病態に起因するもの

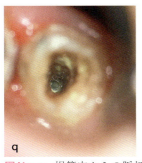
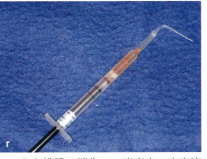
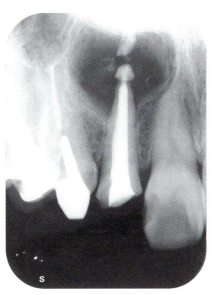

図41q, r　根管内からの脈打つような排膿は消失し，病変内の内容液は漿液性で血液が混ざったものに変化してきた．

図41s　歯根端切除術を行うこととし，それを前提に根充を行った．ガッタパーチャポイントとバイオセラミックス系シーラー（ニシカキャナルシーラーBG：日本歯科薬品）を用いている（2021.2.19）．

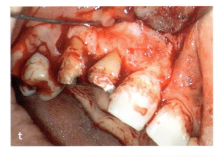
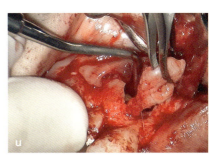
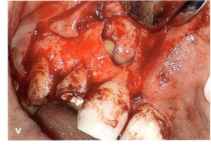
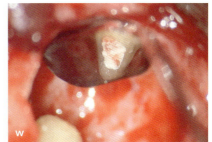

図41t〜w　全層弁を翻転し，2|根尖部の肉芽組織を一塊として摘出した．マイクロ用ミラーで根尖部まで緊密に根管充填がなされていることを確認した（2021.3.25）．

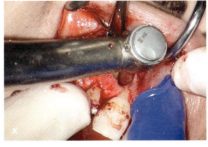
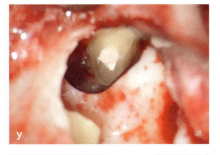
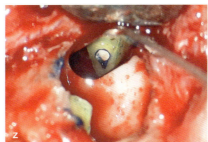
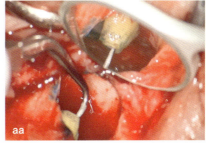

図41x〜aa　歯軸に直角に歯根端を切断し，メチレンブルーで染色して根尖部にクラックがないことを確認した．レトロチップを用いて逆根充用窩洞を形成した（2021.3.25）．

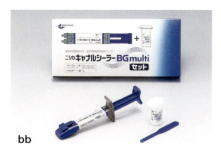 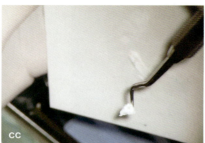

図41bb, cc　逆根管充填材にはニシカキャナルシーラーBGmulti（日本歯科薬品）を用いた．これは通常のペースト状のシーラーに付属の粉末を練り込んでいくとパテ状になり，MTAのような使い方ができる．歯根端切除前に根管充填に使用したシーラーと同じ組成である．なお，逆根管充填に同製品を用いることは適応外使用となることをことわっておく．

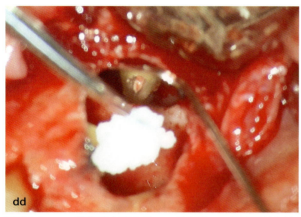 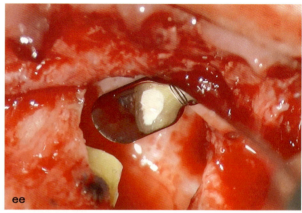

図41dd, ee　逆根管充填を行い，骨窩洞には骨補填材を填入せずに縫合を行った（2021.3.25）．

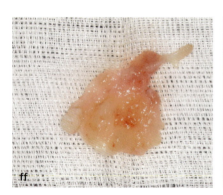 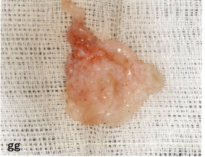

図41ff, gg　一塊として摘出した炎症性肉芽組織は袋状になっていた．

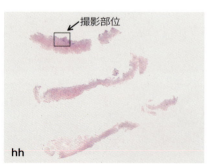 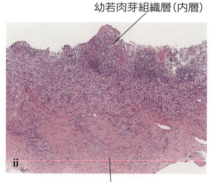

図41hh, ii　病理組織検査において歯根嚢胞と診断された．

CHAPTER V　病態に起因するもの

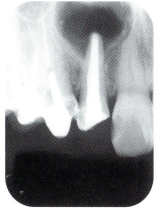
図41jj　手術翌日（2021.3.26）．

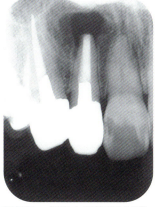
図41kk　術後1年（2022.3.31）．

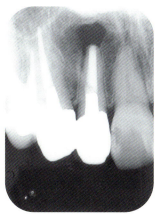
図41ll　術後2年（2023.3.17）．

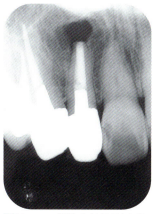
図41mm　術後3年（2024.1.6）．

図41nn, oo　術後3年（2024.2.27）．徐々に根尖部透過像は縮小しているが，まだ根尖部歯周組織は正常像にはほど遠い状態である．しかし，骨補填材を使用していないため真の治癒状態を把握できる．すべての症状は消失しており，今後も経過観察を継続していきたい．

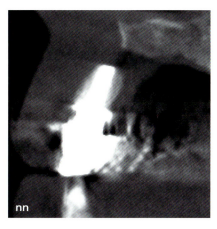
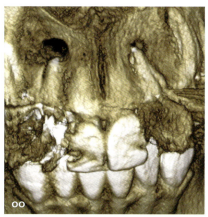

▶根管充填後にサイナストラクトを再発したケース

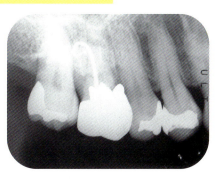

図42a　初診時（2017.12.6）．52歳，女性．右上が腫れている．サイナストラクトよりガッタパーチャポイントを挿入すると，6⏌の根尖部に到達した．

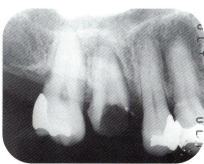
図42b　初診より10か月（2018.10.25）．根管治療を開始した．頰側の2根は根尖部で合流するタイプであった．

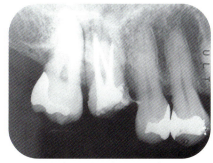
図42c　根管充填時（2018.11.1）．ほどなくしてサイナストラクトは消失し，根管充填を行った．

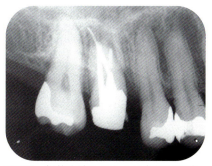
図42d　根管充填より3か月（2019.2.21）．メタルコアと暫間被覆冠を装着した時点でサイナストラクトが再発した．術前と同じ部位にガッタパーチャポイントが到達している．

173

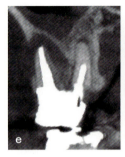 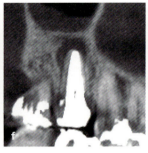 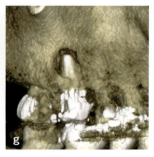

図42e～g 根管充填は緊密に行えている（2019.4.4）．しかし，CHAPTER Ⅲで触れたように，根尖部で根管が合流するタイプは根管治療の難易度が高い．再根管治療と外科的歯内療法の選択肢を提示したところ，患者さんは外科的歯内療法を選択された．

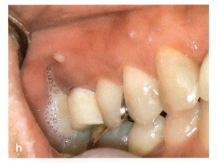 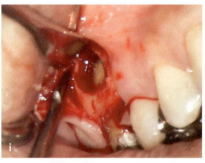 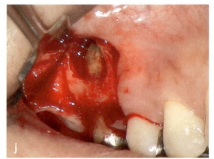

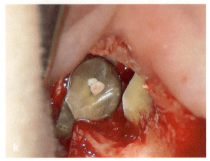 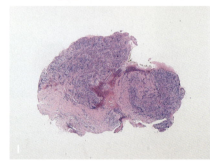

図42h～l フラップを展開し，頬側根のみ歯根端切除術を行った．直前に自身の手で拡大・根充を行っていた症例であったため，逆根管充填を行わなかった．骨窩洞内に骨補填材の填入も行っていない（2019.5.13）．歯根肉芽腫であった．

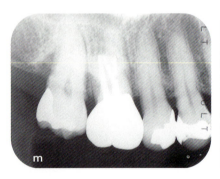 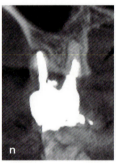 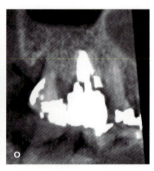

図42m～o 根管充填より6年（2024.5.2）．サイナストラクトの再発もなく，症状は安定している．根尖部歯周組織は正常像に回復している．

b．意図的再植術

　歯根端切除術は術野の面から後方歯になるほど難易度が上がり，筆者のテクニックで自分が納得できる結果を得られるのは第一大臼歯近心根までである．臼歯部の口蓋側（舌側）根や第二大臼歯の歯根端切除術を行うスキルを持ち合わせていないため，そのようなケースでは意図的再植術を選択する．患歯を抜歯した後に，口腔外で歯根端切除術および逆根管充填を行い，再植する術式である．臨床で多用する外科的挺出に準じた方法であり，根尖部を直接観察できることや逆根管充填の一連の操作が確実に行えることなどメリットは多い．

　一方で，乱暴な操作を行えば術中の歯根破折や術後のアンキローシスなどのトラブルを惹起する危険性もあるため，基本的な原則を守ることが重要である（図43）．成書では可及的にエレベーターを使用しないよう書かれているが，鉗子で掴むことのできない歯に対しては，エレベーターを用いざるを得ない．歯根膜にダメージを与えずに抜歯することは不可能となるが，今のところ問題を起こしたことはない（図44, 45）．

▶意図的再植術における基本的な注意事項

- 一方向からではなく，多方向から無理のないジグリングの力を与える．
- 歯根膜を愛護的に取り扱う．
- 歯根膜が乾燥しないよう生理食塩水に浸したガーゼでくるんだ状態で処置を行う．
- 根尖孔をよく観察し，クラックやパーフォレーションの有無を確認する．
- 筆者は逆根管充填材にスーパーボンド®（サンメディカル）を用いている（適応外使用）．
- 術後のアンキローシス予防のため，抜歯窩に再植する際には根尖方向に圧を加えすぎないよう注意する．
- 歯冠崩壊している歯であれば，完全に抜歯窩に戻さず，浅植えにすることで生物学的幅径（supracrestal tissue attachment）を獲得することができ，歯根膜に過剰な圧がかかる心配もなくなる．
- 術後の固定は1週間程度とし，当該歯の安静を指示しておく．

など

図43　意図的再植術における基本的な注意事項．

▶使用する器具

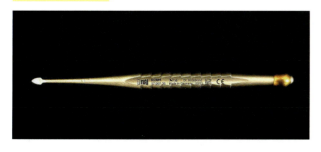

図44　Xツール 直鋭 歯周靱帯切断用（マイクロテック）．意図的再植に限らず，筆者が抜歯の際にはほぼ必ず使用するエレベーター．先端部の湾曲が絶妙に設計されており，無理な力をかけることなく脱臼を行うことができる．

▶歯根囊胞に対して行った意図的再植術

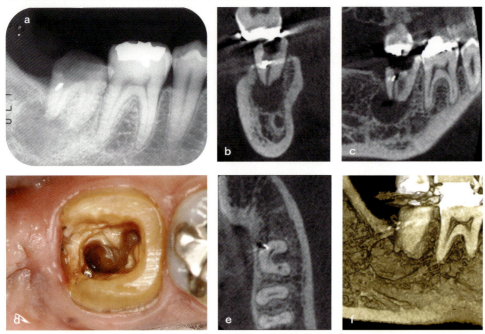

図45a～f 初診時(2015.1.27). 35歳, 女性. 他院にて根管治療中の $\overline{7}$ の腫脹を主訴に来院. $\overline{7}$ は樋状根で, 根管内からは脈打つような滲出液を認めた. CTでは下歯槽管にまで及ぶ明瞭な根尖部透過像を認め, 歯根囊胞の疑いと診断した.

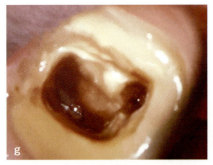
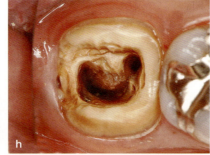

図45g 前項で触れた手順で滲出液と症状が消失した(2015.5.19).

図45h 根管充填予定の来院時. この写真を撮影した後に最終ファイルの試適を行ったところ, 大量の滲出液が湧き上がってきた. 心は折れたが, 前回来院時に根管充填を行わなかった筆者の運の強さを感じた. すでに6か月が過ぎており, 患者さんも心が折れたようで外科的歯内療法を選択された(2015.5.30).

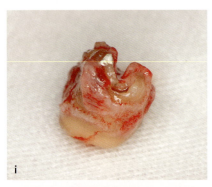
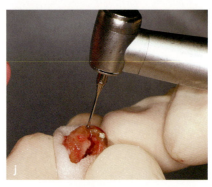

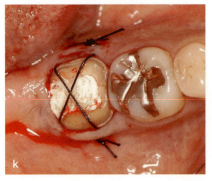
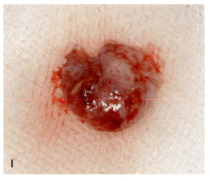

図45i～l 抜歯を行い, 炎症性肉芽組織を一塊として摘出した. 下歯槽管が近いため, 抜歯窩の搔把は可及的に行った. 根尖孔に逆根管充填のための窩洞を形成してスーパーボンド®で充填を行った. 硬化が始まった時点で抜歯窩に再植し, 縫合で固定した(2015.6.24).

CHAPTER V　病態に起因するもの

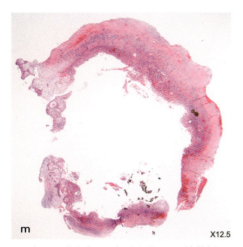
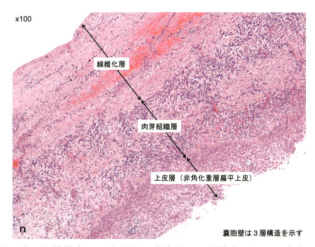

図45m, n　病理組織像（九州歯科大学　松尾拡教授のご厚意による）．病理組織検査では典型的な囊胞壁の三層構造を認め，病名が歯根囊胞と確定した．

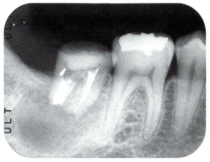
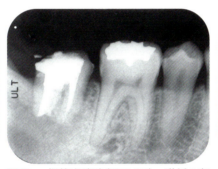
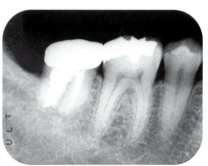

図45o　意図的再植時（2015.6.24）．生物学的幅径を確保するために若干浅い位置に再植している．そのことでアンキローシスと歯根膜にダメージを与えるリスクも軽減される．

図45p　根管充填時（2015.8.7）．動揺の収束を待って根管充填を行った．

図45q　初診より9年（2024.3.4）．根尖歯周組織は正常像となり，安定している．

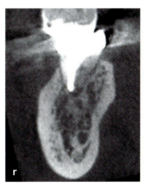
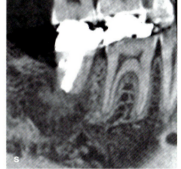

図45r, s　術後1年（2016.5.9）．骨梁の回復を認め，動揺もなく正常に機能している．

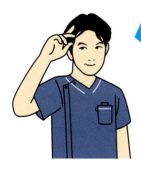

POINT!

根管内からのアプローチをやり尽くしたうえで，治療が奏功しない場合には外科的歯内療法に移行する．しかし，たとえ外科的歯内療法を前提にしたとしても，根管内からのアプローチをいい加減に行ってよいわけではない．根管内からしっかりと起炎因子を減少させておかなければ，外科的歯内療法においても良い結果は得られない．

（4）根尖孔外のバイオフィルム

　根尖病変を有する歯には高い確率でバイオフィルム感染が生じており，バイオフィルム内の微生物は浮遊形態のものと比較すると，殺菌剤に対して数百倍以上の抵抗性をもつとされている．バイオフィルムは髄室から根尖方向に成長していくと考えられ，Ricucciらは根尖孔外にバイオフィルムが存在するケースは全体の6％であったと報告している．

　機械的清掃が及ばない根尖孔外に存在するバイオフィルムに対しては，GPリムーバースピアーやO・Kマイクロエキスカなどを用いて，オーバーインスツルメンテーションを行うことにより除去できる可能性がある．しかし，それらの器具を根尖孔外に接触させることができる範囲は根尖孔周囲1mm程度だと考えられる（図46）．その範囲を超えてバイオフィルム形成が広がっている場合や，根尖孔外に歯石様の沈着物が形成されている場合などでは，根管内からの機械的清掃は物理的に不可能である．CTでも判別できず，マイクロスコープ下においても根尖孔外は視認できないため，意図的再植時に抜歯を行って初めてその状態がわかることになる（図47）．意図的再植術では根尖部の状態を目視できるが，ブラインド操作をともなう歯根端切除術の根面搔爬時にもこの状態をイメージし，徹底的にデブライドメントを行わなくてはならない（図48）．

▶根尖孔外のバイオフィルム

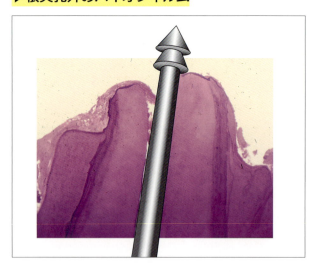

図46　GPリムーバースピアーやO・Kマイクロエキスカを用いてオーバーインスツルメンテーションを行ったとしても，根尖孔外の歯根表面に接触できる範囲は限られている．

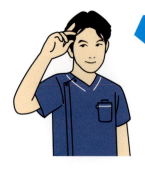

POINT!
　根尖孔外のバイオフィルムが疑われるケースでは，抜歯時にしっかりと根尖を確認しよう．歯石様の沈着物や根尖孔付近にクラックを認めることがある．歯根端切除術を行う際にもこのイメージをもって処置を行うことが重要である．

CHAPTER V 病態に起因するもの

▶ 意図的再植時に根尖孔外に歯石様の沈着物を認めたケース

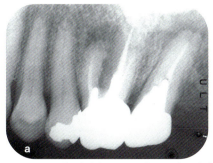 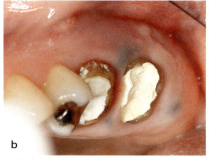

4	4	3
	7	
4	4	4

図47a〜c　初診時（2012.2.18）．58歳，女性．他院で左上の治療を繰り返しているがまた腫れた．|6 7 に根尖病変とサイナストラクトを認める．歯周ポケットは4mmとそれほど深くなかった．

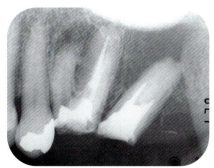 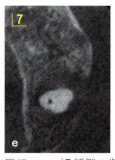 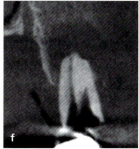 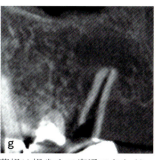

図47d　初診より1年2か月（2013.4.2）．|6 の治療を先行していたが，|7 が大きく腫脹してきたため並行して根管治療を行った．|7 周囲の骨吸収は初診時よりも著しく悪化している．

図47e〜g　|7 頰側の歯槽骨の吸収が著しい．|7 の口蓋根は根尖まで穿通できたが，頰側根は石灰化しており穿通することができなかった．口蓋根のオーバーインスツルメンテーションを行ったが症状は改善されず，|7 の意図的再植術を予定した（2012.11.28）．

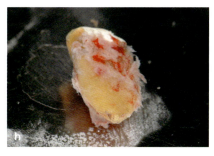 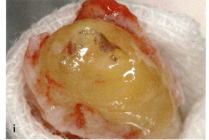

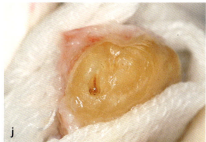 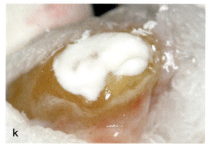

図47h〜k　|7 を抜歯し根尖を観察してみると，歯石様の沈着物を認め驚かされた．たとえ頰側根を穿通できていたとしても，これを除去するのは不可能であった．根尖孔に逆根管充填のための窩洞を形成し，スーパーボンド®で充填した．

179

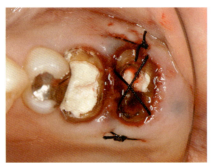

図47l 抜歯窩に再植し，縫合で固定した．

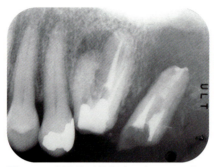

図47m 意図的再植術当日（2013.5.14）．生物学的幅径を確保するために若干浅く再植している．

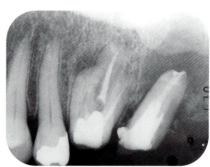

図47n 根管充填時（2013.6.21）．サイナストラクトが消失し，動揺が収束するのを待って根管充填を行った．

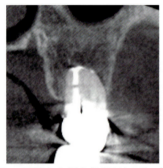

図47o 再植より11か月（2014.4.8）．7̱頬側の支持骨の骨梁は回復している．

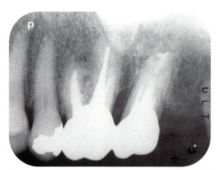

3	3	3
	7	
6	4	6

図47p, q 初診より12年（2024.1.25）．根尖部歯周組織に関しては6̱ 7̱ともに歯根膜の肥厚像を認めるが，問題なく機能している．患者さんはオープンバイトで，6̱の根管治療を開始した際に7̱だけの咬合支持となったことが，一連の骨吸収を加速させた原因となった可能性が高い．ナイトガードを装着しているが，なかなか使用してくれておらず，7̱口蓋側の歯周ポケットが深くなってきている．

▶歯根端切除術の根面搔爬

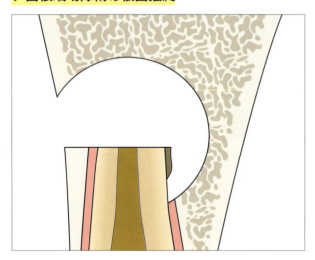

図48 意図的再植術では図47のケースのように根尖孔外の沈着物を直接確認して除去を行えることが利点の1つである．歯根端切除術ではブラインド操作になる部位ができるため，このような状態を想定して徹底的に口蓋側根面のデブライドメントを行う必要がある．

CHAPTER V 病態に起因するもの

(5) 外部吸収・内部吸収

①外部吸収

　外部吸収の代表的なパターンの1つである侵襲性歯頸部外部吸収(Invasive Cervical Resorption：ICR)は，矯正力やパラファンクションなど歯に加わる過大な力が原因であると考えられている．歯頸部の外側から歯質の吸収が進行し，炎症性肉芽組織で満たされた状態となる(図49)．歯髄方向に進行すると，う蝕と同じく歯髄炎症状を呈するようになり歯内療法が必要となるが，根管口付近に大きなパーフォレーションが存在している状態と考えればよい．

　処置の進め方は前述したパーフォレーションに準じて炎症性肉芽組織の除去と歯内療法を並行して行うことになる．また，骨縁付近でアンキローシスを併発している場合が多く，吸収部が非常に複雑な形態を呈しているため，ひとくちに"炎症性肉芽組織の除去"といっても，歯と骨の境界はほぼ見分けがつかない．その場合，仮封が不確実となりやすいので注意を要する．また，歯内療法後に行う外部吸収部の封鎖も骨縁付近の操作となるため，処置の精度を上げようにも限界を感じるケースもある(図50)．

　同様の他症例も少なからず経験した反省からいえることは，一度外部吸収が始まってしまったら，ただフッ素やフッ化ジアンミン銀(サホライド)などを塗布して経過観察をしているだけでは，何ら問題解決にはならないということである．いずれ歯髄炎を起こして抜髄処置が必要となり，そのときにはより問題が複雑化しているため，予後に不安が残る状態になってしまっている．現在では外部吸収を発見次第，傷口が小さいうちに積極的に介入し，抜髄処置をともなう炎症性肉芽組織の除去を図ったほうがよい結果が得られると考えるようになった(図51)．

▶ Heithersayの分類

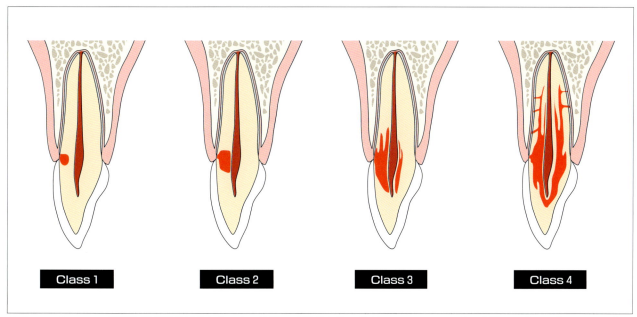

図49　Heithersayの侵襲性歯頸部外部吸収(ICR)の分類．時間依存的に進行していくため，早い段階での介入が望ましいと考える(Heithersay G. Invasive cervical resorption. Endodontic Topics. 2004；7(1)：73-92より引用改変)．

▶侵襲性歯頸部外部吸収のケース

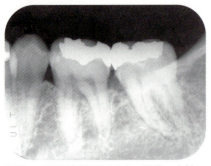
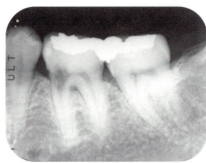
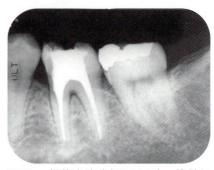

図50a 初診時(2005.1.14). 30歳, 女性. 左下が冷たいものでしみる. 今見ると6の歯髄腔がいびつな形態となっているが, 当時はそのことに気づけなかった. 骨隆起が著明で, 6に実質欠損もなかったためパラファンクションによる知覚過敏と診断し, 経過観察とした.

図50b 初診より8年(2013.8.19). 6の冷水痛と自発痛を訴え来院. Heithersayの分類のClass 3に進行してしまっている.

図50c 根管充填時(2014.2.21). 抜髄処置を行って症状は消失したため, 不安を抱えながらも根管充填を行った

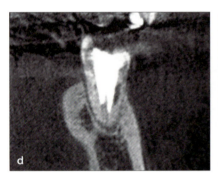
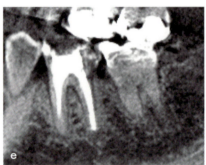

図50d, e 冠状断像では近心頬側根の根中央部に存在する吸収部を処理しきれていないことがわかった. しかし, 当時マイクロスコープも持っておらず, これ以上の手は打てないと諦めて患者さんに説明をした(2014.1.31).

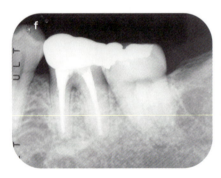
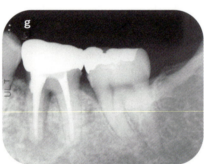

図50f 根充より2年(2016.7.11). 徐々に近心根の辺縁部と根分岐部が怪しくなってきているが, ナイトガードをきちんと使用してくれており, 安定したかに見えた.

図50g 根充より6年(2020.8.26). 6部の歯肉の腫脹を主訴に来院. 近心根に根尖病変と歯根膜腔の拡大を認める.

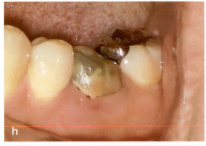
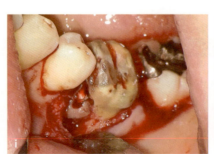
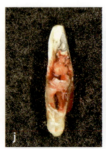
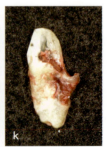

図50h, i クラウンを除去すると, 近心隅角部の歯肉縁下にう蝕様に実質欠損が広がっていることがわかった. フラップを展開したところ, 近心根は歯頸部で水平的破折を起こしていたためヘミセクションを行った(2020.12.14).

図50j, k 歯根分割抜歯を行った近心根の頬側面観と近心面観. 根中央部の吸収が進行し, 実質欠損が著しい(2021.3.8).

CHAPTER V　病態に起因するもの

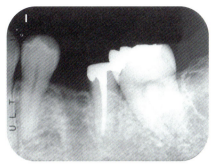
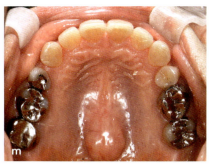
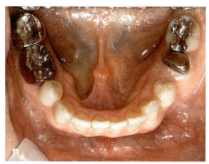

図50l〜n　初診より19年（2024.3.6）．現在は6⏌の遠心根に根面板を装着し，パーシャルデンチャーを使用してもらっている．口蓋隆起や下顎隆起が著しく，外部吸収の原因はパラファンクションによる過重負担が原因ではないかと考えられる．引き続きナイトガードの使用を指示している．最初の時点で筆者が介入しておけば，抜歯とならずに済んでいたかもしれない．

▶侵襲性歯頸部外部吸収のケース

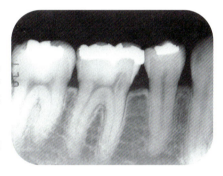

図51a　初診時（2009.4.10）．29歳，女性．右下が冷たいものでしみる．全顎矯正の既往がある．⎿6髄室の近心に髄室に平行に透過像を認めた．探針が入るような実質欠損はどこにも生じていなかったため，このケースも経過観察とした．今思えば，すでに Heithersay の分類の Class 2 の状態を呈している．

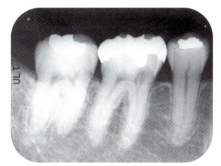
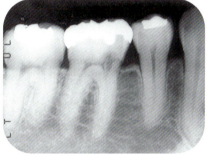
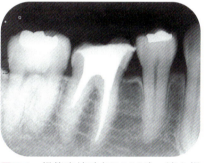

図51b　初診より4年（2013.8.9）．歯髄腔付近の透過像が大きくなってきたが，実質欠損がないため抜髄処置に踏み込み切れず，フッ素塗布などで経過を観ていた．

図51c　初診より7年（2016.7.21）．冷水痛がひどくなり，このときようやく近心隅角部の歯肉縁下に探針が入る実質欠損を認めた．抜髄処置を行い，吸収窩の肉芽組織をバーで除去したが，骨縁部に近く一抹の不安が残る．今なら Er：YAG レーザーを用いるだろう．

図51d　根管充填時（2017.2.20）．遠心根は根中央部で石灰化しており，根尖部までファイルを穿通できなかった．

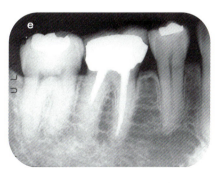
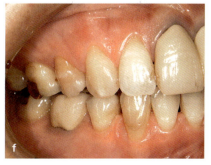

図51e　根充より7年（2024.2.26）．現在のところ歯周組織は安定し，問題は起こっていない．

図51f　これらのケースを経験し，侵襲性歯頸部外部吸収に対しては発見次第，早い段階で積極的に介入するべきだと考えを変えるようになった（2024.3.4）．

183

▶内部吸収

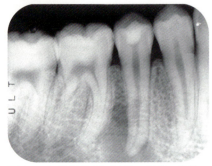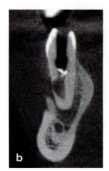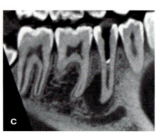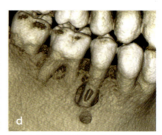

図52a 初診時(2022.5.23). 17歳, 男性. 他院にて治療中の5┘の排膿が止まらず紹介で来院. 根尖部に明瞭な透過像を認めるが, 根中央部より根尖側で歯髄腔が不規則な形態になっている.

図52b〜d 根中央部で大きく内部吸収が起こっており, 頰側で外部と交通している状態になっていた. それにともなう骨欠損はオトガイ孔付近にまで及んでいる (2022.6.6).

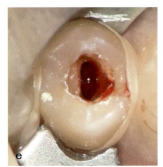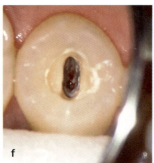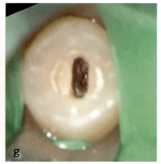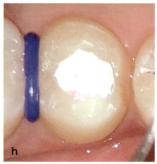

図52e〜h 初診時は根管内に多量の肉芽が存在した. 水酸化カルシウム製剤を2, 3日おきに交換していき, 根管内をある程度確認できるようになった. しかし, 根中央部から根管内に入り込む肉芽は完全に除去できず, 根尖部付近のパーフォレーションリペアに準じ意図的再植術を予定した. 脱臼しやすいように手術の1週間前にモジュールを歯間に挿入している.

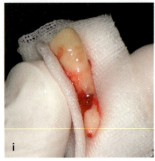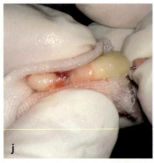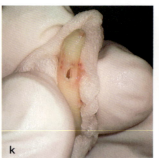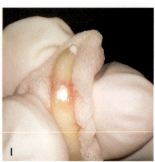

図52i〜l 口腔外で根管拡大を行い, 穿孔部に相当する部分を越える位置までガッタパーチャポイントを挿入した. 主根管にスーパーボンド®が流れ込んでいかないようにするためである. その後, スーパーボンド®を用いて歯根吸収部の封鎖を行い, 根尖孔もスーパーボンド®で仮の封鎖を行っている (2022.7.26).

②内部吸収

内部吸収も外部吸収と同じく外傷などが原因とされるが, その機序はいまだ明らかにされていない. 破歯細胞を除去する目的で歯内療法を行うが, ケースによっては内部吸収により根中央部で穿孔した状態となっている. 根管内からのアプローチで限界があると判断すれば, パーフォレーションリペアに準じて意図的再植術を行うこともある (図52).

外部吸収, 内部吸収ともに根管内壁が吸収によって非常に粗造な状態となっており, 根管内の軟組織を完全に除去するのは至難の業である. 仮に根管内軟組織を完全に除去できたとしても, 吸収の進行を制止できるという確約はない.

今後, MTAやEr:YAGレーザーなど新しい材料や器材を用いた各臨床家の長期経過症例の報告が待たれるところである.

CHAPTER V　病態に起因するもの

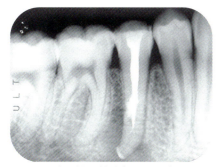

図53m　意図的再植時(2022.7.27).

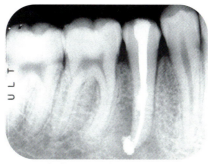

図53n　根管充填時(2022.9.16). 動揺の収束を待ち, 改めて根管拡大と根管充填を行った.

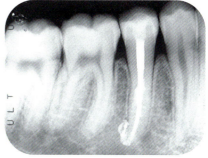

図53o　初診より2年(2024.4.5). 現在, 内部吸収の進行は停止しているように見えるが, 経過が短いため機会があればまた報告したい.

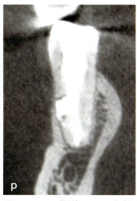
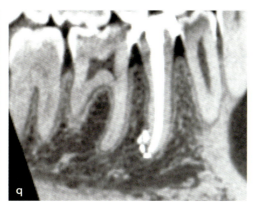
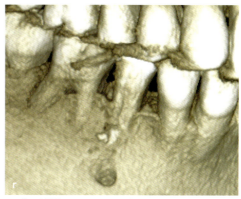

図53p〜r　術後CT. 内部吸収と交通していた歯根の頬側外表面はスーパーボンド®で封鎖されており, 頬側支持骨の回復を認める.

参考文献

1. Petersson K, Söderström C, Kiani-Anaraki M, Lévy G. Evaluation of the ability of thermal and electrical tests to register pulp vitality. Endod Dent Traumatol. 1999;15(3):127-31.
2. Lin J, Chandler NP. Electric pulp testing: a review. Int Endod J. 2008;41(5):365-74.
3. 西川博文, 横田誠, 田原準郎. 1章 歯の構造と機能. In：安田英一, 戸田忠夫(編). 歯内治療学 第2版. 東京：医歯薬出版, 1998;21-34.

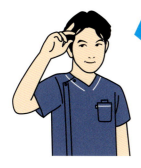

POINT!

　生活歯に侵襲性歯頸部外部吸収や内部吸収を認めた際には速やかに抜髄を行い, 破歯細胞を含む歯髄組織と炎症性肉芽組織の徹底的な除去を行うことにより内部・外部吸収の進行を停止したい. 歯周組織と交通している場合には, パーフォレーションリペアと同じ概念により外科的歯内療法や歯周外科が必要となる場合がある.

CHAPTER

VI

経過観察の重要性

はじめに

　筆者は，歯内療法を行った患者さんに対し，症状がなくとも1年に一度は経過観察に来院していただくよう，お伝えしている．長期経過観察から得られる知見は歯科医師を大きく成長させてくれるため，これから歯科界を担っていく若い歯科医師にはぜひ実践してもらいたい．

　この章では，経過観察の重要性について述べてみたい．

▶根尖病変の治療経過

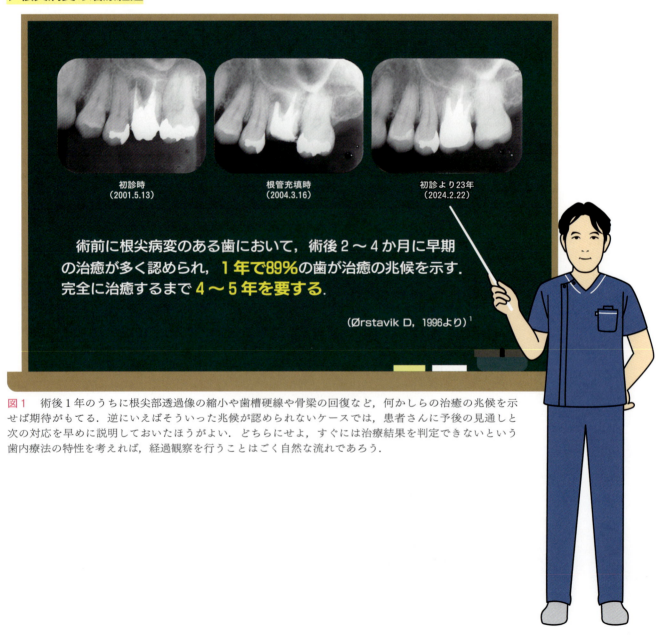

図1　術後1年のうちに根尖部透過像の縮小や歯槽硬線や骨梁の回復など，何かしらの治癒の兆候を示せば期待がもてる．逆にいえばそういった兆候が認められないケースでは，患者さんに予後の見通しと次の対応を早めに説明しておいたほうがよい．どちらにせよ，すぐには治療結果を判定できないという歯内療法の特性を考えれば，経過観察を行うことはごく自然な流れであろう．

1. 根管充填は歯内療法のゴールではない

　根尖病変が完全な治癒に至るまでには年単位の期間を要することもあり，根管充填は歯内療法のゴールではない．したがって，治療経過が根管充填までしかない症例報告では，歯内治療の成否は語れないのである．経過観察の意義としてまず"<u>治療の成果を客観的に判定</u>"し，患者さんに治療結果を説明することが挙げられる．このことは信頼して通院してくださった患者さんに対する最低限の義務であり，歯科医療従事者としての責務だと考える．

　治癒の判定は原則的に臨床症状の有無とデンタルエックス線画像で行い，CHAPTER II で述べた"健康な歯周組織のエックス線画像"の5項目を満たすようになったか否かで判断する．そこでも触れたように，偏心撮影となってしまったら，根尖病変があたかも消失したかのように見えてしまう．よって，客観的な治療の判定を行うためにはデンタルエックス線画像の規格撮影が必須となる（図1，2）．規格性のないデンタルエックス線画像や規格性が不明なトリミング済みのデンタルエックス線画像による症例報告は客観性がなく，筆者のなかでは信頼に値しない．

▶**デンタルエックス線画像の規格撮影が必須**

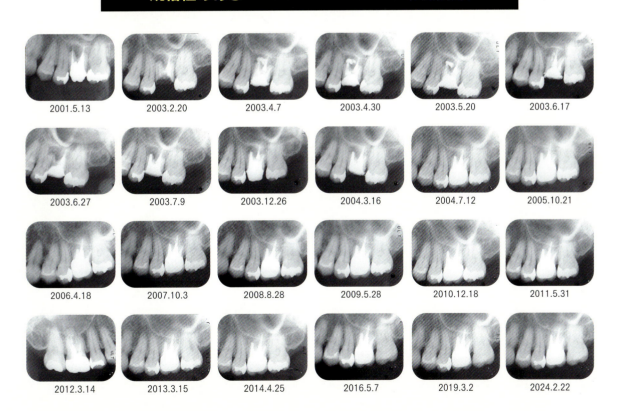

図2　治療を行った症例が治癒傾向にあるのか，そうでないのかを判定する際に重要なことは客観性である．その客観性を担保するのが規格性のあるデンタルエックス線画像であり，フィルムの位置づけが違うと正確な評価ができなくなってしまう．

2. 歯科治療に絶対性はない

　歯内療法領域においては，CBCTやマイクロスコープの普及によって精度の高い治療が可能となり，ここ数年で大きく発展を遂げてきた．また，MTAやEr:YAGレーザーなどといった新しい材料・器材の適応範囲が拡大されれば，さらにそのスピードは加速していくだろう．しかし，どんなに一生懸命根管拡大を行ったとしても，完全な機械的清掃はできない根管系の複雑性と，どんなに目を凝らしても見えない細菌を相手にしていることは今までと変わらず，その確実性は100％とはいえない．

　また，症状が改善しエックス線透過像がいったん縮小傾向にあったものが，数年後に再発することもある（図3）．この歯内療法の不確実性をしっかりと肝に銘じておくことで，患者さんへの説明も変わってくるだろう．

▶歯科治療に絶対性はない

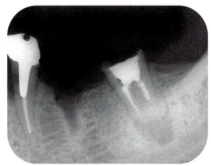
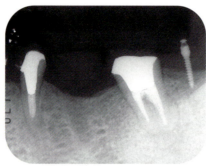
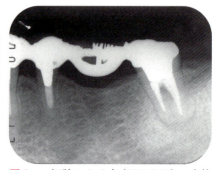

図3a　初診時（2009.3.10）．42歳，女性．左下の奥歯が腫れた．7̅に根尖部透過像を認め根管治療を開始した．

図3b　根管充填後，アップライト終了時（2010.4.22）．透過像はすでに縮小傾向にある．

図3c　初診より6年（2015.7.28）．症状は消失しているが，根尖部透過像は完全に消失してはいない．

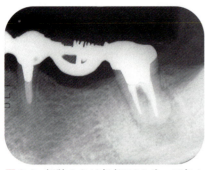
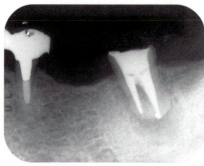
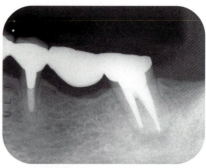

図3d　初診より10年（2019.2.4）．10年もの間，症状なく安定していた7̅の自発痛と咬合痛を訴えた．根尖部透過像が増大しており，歯根破折を疑いつつ再根管治療を開始した．1回目の根管治療も精一杯やったつもりであったが，マイクロスコープで根管内を清掃しきれていないことを目の当たりにし，大変なショックを受けた．

図3e　根管充填時（2019.7.1）．初回治療時はCTやマイクロスコープを導入していない時期であった．治療コンセプトに変化はないが，それらを活用した2回目の根管治療の精度は高くなっている．

図3f　再根管充填より5年（2024.2.15）．初診より15年が経過した現在は透過像も消失している．この症例を通じて歯内療法の不確実性と経過観察の重要性を再認識させられた．

CHAPTER VI　経過観察の重要性

3. 失敗の原因を考察し，次に活かす

　治療が成功することは患者さん・術者にとって理想とするゴールであり，臨床の面白さと自信を与えてくれる．しかし，人間が行う治療で成功率100％などはあり得ない．重要なのは，仮に残念な結果になったとしても正直に患者さんにそのことを伝え，起こりうるトラブルの可能性とその際の対応を説明しておく真摯な姿勢である．加えて，うまくいかなかった原因の考察をし，同じ轍を踏まないようにしなければならない．

　診断や手技，手順に問題がなかったかどうか，カルテを開きながら検証し，時に治療コンセプトを見直す作業も必要になる．そのような意味で成功症例よりも失敗症例のほうが臨床家を成長させてくれる．いずれにせよ，心血を注いだ症例の長期経過は多くの臨床ヒントをもたらしてくれるものであり，貴重な財産となる．論文の世界では，症例報告はシステマティックレビューなどと比べて重要度や信頼度が低いとされているかもしれない．しかし，他の誰でもなく自らの手で行った症例の蓄積は，臨床家にとって極めて信憑性が高く，揺るぎないエビデンスである．

4. 根管治療だけではなく，口腔全体の維持・管理を

　根管治療が終了したすべての患者さんの長期経過観察を行いたいところであるが，"のど元過ぎれば何とやら"で，症状が消失しているのに歯内療法の経過だけを見せに来てくれる患者さんなど稀有である．なかには"歯が痛くて歯医者に通ったのだから治って当たり前"という風に思っている方もいる．どちらかと言うと，その考えのほうが一般的であり，最初に歯内療法の難しさをくどくどと説明しても，ピンと来ない患者さんのほうが圧倒的に多いのではないだろうか．

　筆者はGPならではの特性を活かし，根管治療で来院された患者さんにも歯周病やう蝕の予防，咬合の管理などの目的で定期的なメインテナンスに来ていただくようにしている．そのことを実現するためには，歯科医師だけがどんなに一生懸命頑張ったところで無理であり，歯科衛生士，歯科助手，受付を含めたスタッフの力添えが不可欠である．また，継続的に通院してもらうためには，高い歯科医療技術はもちろんであるが，コミュニケーションや接遇，

衛生面などといった医院の総合力が求められる．幸い当院は意識の高いスタッフに恵まれ，初老の筆者を本当によくサポートしてくれており，彼女らには感謝の気持ちしかない．

　成人であれば，メインテナンスのなかで定期的に全顎的なエックス線診査を行うことになり，本書で示した中長期症例のデンタルエックス線画像はその中からピックアップしたものである．患者さんとの長いお付き合いのなかで，生体で起こっている変化をいち早く察知し，歯内療法を行った歯の長期保存だけでなく，残存歯や欠損補綴を含めた良好な口腔機能を維持・管理することを心がけている．その結果，患者さんの全身の健康に寄与できるとすれば，そこに歯科医師の存在意義があるように思える．

参考文献
1．Ørstavik D．Time-course and risk analyses of the development and healing of chronic apical periodntitis in man．Int Endod J．1996 May；29（3）：150-5．

おわりに

　歯内療法は，一般開業医を志す歯科医師であれば卒直後から向き合う治療であり，日々の臨床においてファイルを持たない日はないと言ってよいほど頻度の高い処置である．基本事項をしっかりとおさえておけば，生体の治癒力によって機能的には問題のない状態になることのほうが多いだろう．しかし，根管形態や病態が同じ歯など1つとしてなく，決して一筋縄ではいかない治療でもある．ある程度の症例を治せるようになって自信がついた頃に新たな壁にぶつかることも珍しくない．成功と失敗を繰り返しながら，その理由を考察し続けることで臨床家は成長していくのではないだろうか．かくいう筆者も過信や手技的なミスによって数多くの失敗をしてきた．

　本書の内容は，筆者が犯した失敗を踏まえ，読者諸氏（特に若い歯科医師）が「同じ轍を踏まないように」という願いを込めて，まとめさせていただいた．よって，文献的なevidenceが満載の洗練された内容ではないかもしれない．しかし，自身で治療を行い，中長期的に得られた良い結果は，筆者にとって経験に基づく揺るぎないevidenceである．

　最後に，難症例に対しては根気強く取り組む情熱と姿勢が必要である．誰よりも熱い情熱をもって難症例に取り組まれていた師匠の背中をすぐ傍で見ることができ，そのことを直に学ばせていただけたことは幸運以外のなにものでもない．師の姿には遥かに及ばないが，この書を手に取っていただけた読者諸氏の臨床ヒントとなることがあれば幸甚である．

謝辞

　歯科医師としてだけでなく人としての道をお示しくださり，公私にわたって厳しくご指導をいただきました我が師である故・下川公一先生，歯科医師になったばかりで右も左もわからなかった小生を温かくご指導してくださったもう一人の師である故・山内厚先生，臨床畑で育った小生を気遣いながらアカデミックな世界の面白さを教えてくださり，細やかなご指導を賜りました九州大学大学院歯学研究院の前田英史教授に心より感謝申し上げます．

2024年9月

倉富　覚、

索引

ア

アクセスキャビティ	59
アナフィラキシー症状	157
アピカルシート	14
アピカルストップ	14,15
アブフラクション	40
アレルギー	157
アンキローシス	165,175,181
アンダーカット	55,84
アンダーの根管充填像	14
アンテリアガイダンス	160

イ

イスムス	79
インプラント埋入	156
囲繞性骨欠損	23
意図的再植術	139,175

エ

Er：YAGレーザー	91
FC	163
h型根管	76
Hファイル	62
MTAセメント	118
エックス線画像診査	22
エックス線透過像	22
エンド三角	60
エンド・ペリオ病変	152
エンド由来の根分岐部病変	157
エンド用コントラアングル	85
エンド用超音波ファイル	108,133
円周ファイリング	62

オ

Oehlersの分類	98
オーバーインスツルメンテーション	47,55
――時に使用する器具	50
オーバー根充	17
オッセオインテグレーション	159
オトガイ孔	165,184

カ

ガッタパーチャポイントの除去	106
下顎隆起	34
下歯槽管	54,176
画像診断	22
――が難しいケース	26
外部吸収	181
陥入	97
感染根管	14

キ

疑似根尖病変	38
逆根管充填	127,150,172,176
――材	172
矯正的挺出	115,121

ク

クラウンレングスニング	145
楔状欠損	40,147

ケ

Kファイル	62
外科的歯内療法	165

コ

コレステリン結晶	161
咬合干渉	157
咬合性外傷	40,155
咬耗	147
硬化性骨炎	22,40
骨縁下欠損	154
骨補填材	168
骨隆起	34,40
骨梁	39
根管拡大	14,48
根管形態	46
根管口のフレア形成	122

根管最狭窄部 …………………………… 14
根管の合流 ……………………………… 87
根管の石灰化 …………………………… 66
根管分岐 ………………………………… 93
根尖孔の開大 …………………………… 55
根尖最狭窄部 …………………………… 14
根尖病変 ………………………………… 23
　　——の治癒経過 …………………… 188
根尖部フェネストレーション ………… 148
根分岐部病変 …………………………… 23

サ

Simonの分類 …………………………… 152
サイナストラクト …………………… 35,37,47

シ

CO₂レーザー …………………………… 116
CT 画像 ………………………………… 28
シーラー ……………………………… 171,172
　　——の溢出 ………………………… 16
シリンジテクニック …………………… 163
自然挺出 ………………………………… 154
歯科用 CBCT …………………………… 28
歯頸部象牙質 …………………………… 60
歯根吸収 ………………………………… 47
歯根端切除術 …………………………… 165
　　——の根面搔爬 …………………… 180
歯根端の切除量 ………………………… 167
歯根肉芽腫 ……………………………… 153
歯根囊胞 ………………………………… 161
歯根破折 ………………………………… 138
歯根膜腔 ………………………………… 22
　　——の拡大 ………………………… 23
歯周組織再生療法 ……………………… 147
歯周ポケットの測定 …………………… 136
歯髄電気診 …………………………… 21,136
歯槽硬線 ………………………………… 22
歯槽骨梁 ………………………………… 22
歯槽頂線 ………………………………… 22
歯内歯 …………………………………… 97
歯内療法の診査項目 …………………… 20
上顎洞底線 …………………………… 22,32
侵襲性歯頸部外部吸収 ………………… 181

ス

ステージングプラットフォームテクニック …………… 109
ステンレススチールファイル …………… 61
ストリップパーフォレーション ………… 122
水酸化カルシウム製剤 ………………… 163
水平的拡大不足 ………………………… 79
垂直性歯根破折歯 ……………………… 139

セ

セメント質骨性異形成症 ……………… 137
セメント質剥離 ………………………… 146
セメント - 象牙境 ……………………… 14
生物学的幅径 …………………………… 175
生理学的根尖孔 ………………………… 14
切削診 …………………………………… 136
穿通のポイント ………………………… 57

ソ

早期接触 ………………………………… 157

チ

中間サイズのファイル ………………… 65
長期経過観察 …………………………… 188

テ

TCH ……………………………………… 40
デブライドメント ……………………… 178
デンタルエックス線画像診断 ……… 22,152
デンタルエックス線撮影 ……………… 23
電気歯髄診断器 ………………………… 21

ト

ドレーン効果 …………………………… 163
樋状根 …………………………………… 82

ナ

内部吸収 ………………………………… 181

ニ

Ni‐Ti ファイル ……………………… 61

ノ

囊胞摘出後の窩洞 ………………… 168
囊胞壁の構造 ……………………… 162

ハ

Heithersayの分類 ………………… 181
パーフォレーション ……………… 114
　　──リペア ……………………… 114
バイオフィルム …………………… 178
ハバース管 …………………………… 39
パラファンクション ………………… 40
破折ファイルの除去 ……………… 107
抜歯窩治癒不全 …………………… 158

ヒ

PCD …………………………………… 60
皮質骨の吸収像 ……………………… 30
非感染根管 …………………………… 15

フ

Fanの分類 …………………………… 82
ファイバーコア …………………… 104
ファイリング ………………………… 48
ファイルのサイズ …………………… 65
ファイルのトルクコントロール … 144
ファセット …………………………… 40
フィン ………………………………… 79
フェルール ………………………… 145
フォルクマン管 ……………………… 39
フレア形成 …………………………… 60
プレカーブの付与 ………………58,64

フ

不透過像 ……………………………… 22
副根管 ………………………………… 93
複根管 ………………………………… 69

ヘ

Vertucciの分類 ……………………… 87
ヘミセクション …………………… 182
閉鎖根管 ……………………………… 66

マ

マイクロクラック ………………… 144
慢性根尖性歯周組織炎 …………… 153

ミ

未処置根管の好発部位 ……………… 73

メ

メインテナンス …………………… 191
メタルコア ………………… 102,145
メチレンブルー …………………… 105

リ

リンガルショルダー ………………… 85
臨床的歯冠歯根比 ………… 154,165

レ

レッジ ……………………………… 130

ワ

湾曲根管 ……………………………… 57

195

■著者略歴■

倉富　覚、（Satoshi Kuratomi）

福岡県開業

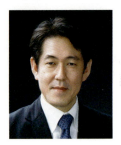

【 Profile 】

1996年3月　九州大学歯学部卒業
医療法人下川歯科医院勤務を経て
2003年2月　北九州市小倉南区開業
2018年4月　九州大学歯学部臨床教授
2022年9月　九州大学大学院歯学府博士課程卒業　歯学博士

【主な所属・役職】

下川公一臨床セミナーインストラクター
北九州歯学研究会会員
日本審美歯科協会会員
経基臨塾
日本顎咬合学会かみあわせ指導医
日本歯周病学会歯周病専門医
日本臨床歯周病学会認定医・歯周インプラント認定医
日本歯内療法学会会員
スタディグループR
SG金曜会

QUINTESSENCE PUBLISHING
日本

悩めるエンド難症例　診断のポイントとその対応
成功する歯内療法

2024年11月10日　第1版第1刷発行

著　　者	倉富　覚、
発 行 人	北峯康充
発 行 所	クインテッセンス出版株式会社
	東京都文京区本郷3丁目2番6号　〒113-0033
	クイントハウスビル　電話(03)5842-2270(代表)
	(03)5842-2272(営業部)
	(03)5842-2279(編集部)
	web page address　https://www.quint-j.co.jp
印刷・製本	サン美術印刷株式会社

Printed in Japan　　　　　　　　　　　　　　　　禁無断転載・複写
ISBN978-4-7812-1038-4　C3047　　　　落丁本・乱丁本はお取り替えします
　　　　　　　　　　　　　　　　　　　　　定価はカバーに表示してあります